The Unofficial Guide to Radiology
100 Practice Abdominal X-Rays with Full Colour Annotations and Full X-Ray Reports

放射学非官方指南
100 例腹部 X 线片实践

（全彩注释 + 完整报告）

原著　[英] Daniel Weinberg

　　　[英] Rebecca Best

　　　[英] Lydia Shackshaft

审订　[英] Mark Rodrigues

　　　[英] Zeshan Qureshi

主译　胡荣剑　潘纪成

中国科学技术出版社
·北京·

图书在版编目（CIP）数据

放射学非官方指南：100例腹部X线片实践：全彩注释＋完整报告 /（英）丹尼尔·温伯格 (Daniel Weinberg),（英）丽贝卡·贝斯特 (Rebecca Best),（英）莉迪亚·沙克轴 (Lydia Shackshaft) 原著；胡荣剑，潘纪成主译 . —北京：中国科学技术出版社，2020.9

ISBN 978-7-5046-8704-3

Ⅰ.①放… Ⅱ.①丹… ②丽… ③莉… ④胡… ⑤潘… Ⅲ.①腹腔疾病—X射线诊断 Ⅳ.① R816.5

中国版本图书馆 CIP 数据核字 (2020) 第 114421 号

著作权合同登记号：01-2020-4032

Original title: *The Unofficial Guide to Radiology: 100 Practice Abdominal X-Rays with Full Colour Annotations and Full X-Ray Reports, 1/e*
ISBN: 978-1910399033
Text, design and illustration © Zeshan Qureshi 2020
Authored by Daniel Weinberg, Rebecca Best, Lydia Shackshaft
Edited by Mark Rodrigues, Zeshan Qureshi
Original design by Zeshan Qureshi and SWATT Design Ltd. Page make-up by Amnet.
Cover Design by Anne Bonson-Johnson.
Published by Zeshan Qureshi. First published 2020.
All rights reserved.

本书英文原版由英国伦敦 Zeshan Qureshi 出版社于 2020 年出版，版权归其所有。作者：[英] Daniel Weinberg （丹尼尔·温伯格）、[英] Rebecca Best（丽贝卡·贝斯特）、[英] Lydia Shackshaft（莉迪亚·沙克轴）。

策划编辑	焦健姿	王久红
责任编辑	焦健姿	
装帧设计	佳木水轩	
责任印制	李晓霖	

出 版	中国科学技术出版社	
发 行	中国科学技术出版社有限公司发行部	
地 址	北京市海淀区中关村南大街 16 号	
邮 编	100081	
发行电话	010-62173865	
传 真	010-62179148	
网 址	http：//www.cspbooks.com.cn	

开 本	889mm×1194mm 1/16	
字 数	249 千字	
印 张	13.75	
版 次	2020 年 9 月第 1 版	
印 次	2020 年 9 月第 1 次印刷	
印 刷	天津翔远印刷有限公司	
书 号	ISBN 978-7-5046-8704-3 / R · 2563	
定 价	98.00 元	

（凡购买本社图书，如有缺页、倒页、脱页者，本社发行部负责调换）

译者名单
TRANSLATORS LIST

主 译　胡荣剑　潘纪戍

译 者　（以姓氏笔画为序）

王向阳　叶晓华　谷　涛　罗晓捷

胡荣剑　潘纪戍

内容提要 ABSTRACT

本书引进自英国 Zeshan Qureshi 出版社，由三位英国放射学专家联合编写，并得到英国放射学会、英国皇家放射医生学会等机构的认可，是一部新颖、独特的腹部 X 线诊断参考书。为了便于读者学习，著者根据不同难度对腹部病例进行分类，每个病例都从临床病史、常规检查介绍开始，并配以大幅高清腹部 X 线片图像，然后在次页展示该图像的全彩注释，帮助读者快速、清晰地了解各种疾病的腹部 X 线片影像表现、诊断及临床处理意见，让读者轻松融入真实临床情境，提高 X 线片解读技能，摆脱以往其他放射诊断教科书的局限性。本书编写特点鲜明，图像质量优良，全彩注释清晰，译文准确流畅，非常适合广大影像科临床医生及相关专科临床医生阅读参考。

原著参与者
CONTRIBUTORS

著 者

Daniel Weinberg
MBChB (Hons) MPhil

Radiology Registrar
Central Manchester NHS Foundation Trust

Rebecca Best
BSc (Hons) MBBCh

Academic Foundation Doctor
Queen Elizabeth University Hospital, Glasgow, UK

Lydia Shackshaft

Medical Student
Kings College Hospital, UK

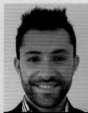

Daniel Weinberg　Rebecca Best　Lydia Shackshaft

审 订

Mark Rodrigues
BSc (Hons) MBChB (Hons) FRCR

Radiology Registrar, Edinburgh Royal
Infirmary, Edinburgh, UK

Zeshan Qureshi
BM BSc (Hons) MSc BM MRCPCH
FAcadMEd MRCPS(Glasg)

Paediatric Registrar,
King's College Hospital, London UK.

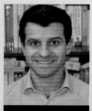
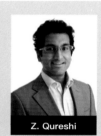

M. Rodrigues　Z. Qureshi

初级评议

Lydia Wilson

University of Birmingham, UK

Triya Chakravorty

University of Oxford, UK

高级评议

Professor Sathi Sukumar

Consultant Radiologist, Central Manchester NHS Foundation Trust, UK

Dr. Haider Alwan-Walker

Consultant Radiologist, Central Manchester NHS Foundation Trust, UK

Dr. Velauthan Rudralingam

Consultant Radiologist, Central Manchester NHS Foundation Trust, UK

Dr. Sue Liong

Consultant Radiologist, Central Manchester NHS Foundation Trust, UK

Dr. Matt Wood

Obstetrics and Gynaecology Registrar, West Midlands Deanery, UK

Dr. Patrice Eastwood

Paediatric Surgical Registrar, Royal Belfast Hospital for Sick Children, Belfast, UK

Dr. Greta McLachlan

Surgical Registrar, Frimley Park Hospital, UK

Dr. Christopher Gee

Consultant Orthopaedic and Trauma Surgeon, NHS Lanarkshire, UK

Dr. Patrick Byrne

Consultant Physician & GP, Belford Hospital, Fort William, UK

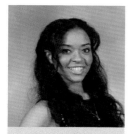

Emma Watura

为了更好地进行高质量的患者医疗护理，有必要创建一种模式化的方法用以解读 X 线影像并描述其所见。《放射学非官方指南：100 例腹部 X 线片实践（全彩注释 + 完整报告）》为读者提供了大幅高清图像用以实践解读及检测自身学习成果的机会。

每幅 X 线片都附有真实的应用场景，与临床实践更贴近。书中涵盖了从标准难度到高级难度的各种病例。因此，医学生可以从适合自己的水平开始实践，并逐步取得相应的进步。每个病例的概要介绍都可以作为向同事或检查者描述 X 线所见的范本。同时，也为进一步检查和治疗提出了有益的建议。

本书充分阐述了评估和报告腹部 X 线片的系统性方法。每份病例报告都设有以解剖部位或相关释义的副标题。这是一种很好的学习方法，能确保所有检查区域都被涵盖。X 线片清楚标注了简明的注释并以不同颜色边框显示，令本书更易于阅读，对医学生、低年资医师和其他医疗专业人员很有裨益。

我真诚推荐本书给任何希望提高他们解读腹部 X 线片知识和能力的读者。期待在未来可以从更多的"放射学非官方指南"系列丛书中得到有价值的参考信息，从而更加完美地解读各种 X 线影像。

Emma Watura
英国伯明翰大学
放射医师培训协会医学生代表

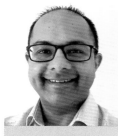

Vikas Shah

腹部疾病研究进展迅速，随着 CT 和 MRI 等成像手段的普及，近年来 X 线片的应用有所减少。然而，腹部 X 线检查仍然应用广泛。与其他大多数急症 X 线片一样，腹部 X 线片主要由低年资医师解读。腹部 X 线片是最难准确解读的影像检查之一，其原因在于三维空间内密度不同的结构多重叠显示于二维影像中。然而，即便腹部 X 线检查有所下降，但其仍是一种重要且有价值的检查手段。只有正确解读 X 线检查结果，才能对患者的诊断有积极意义。

本书涵盖诸多方面的内容，对不同专业群体都会有所裨益。与单纯关注 X 线表现不同，著者提供了很有价值的临床背景、患者病史和检查结果，且在病例报告之下会给出进一步临床检查和处理的建议。这种方法对医学生和低年资医师特别有帮助。重要的是，任何放射学著作都有应附有高分辨率的影像图片，本书尤甚。著者以系统性方式将伴有注释的关键表现随图列出，确保全书风格一致。本书所述病例涵盖了丰富的常见异常及罕见但不能错过的重要表现。

非常感谢本书著者，他们编写了如此易于理解、赏心悦目且条理分明的著作，为读者提供了丰富的资料，帮助更多人提高解读腹部 X 线片的能力。相信医学生、执业医师、助理医师和放射技师都能在书中有所收获，我很高兴推荐本书给各位读者。

Vikas Shah
放射科会诊医师
莱斯特大学医院

译者的话
FOREWORD BY TRANSLATORS

　　《放射学非官方指南：100 例腹部 X 线片实践（全彩注释 + 完整报告）》一书旨在帮助医学生、低年资医生及放射科医生等理解并正确解读腹部 X 线检查。非常感谢原著者为收集每一例宝贵病例及高清腹部 X 线图像做出的贡献，也非常感谢北京医院的同事们为准确翻译本书做出的努力，同时也非常感谢中国科学技术出版社的大力支持。

　　虽然 CT 和 MRI 等高端检查设备和手段已在腹部临床实践中广泛使用，但在研究腹部疾病和帮助临床决策方面，腹部 X 线片仍不失为一种便捷的常规检查，且相对辐射较低，可以帮助临床筛查病例，从而减少非必需的检查项目。每位医生都应该会解读 X 线片并尽可能做到准确。

　　本书展示了用于腹部 X 线片评估的系统性方法，并将 X 线片与实际临床情况相结合。100 幅高清腹部 X 线图像令人印象深刻，涵盖了临床常见且重要的腹部病变，还收录了较多急腹症病例，为读者提供了具体明确的患者处理策略。我们相信"功夫不负有心人"，任何技能都需要时间和实践来沉淀。相信学习过本书之后，读者对腹部 X 线片的解读技能会得到进一步巩固和提高，并能在学习过程中感受到乐趣。

　　本书经诸位译者合力翻译，反复校阅，但由于中外语言表达习惯有所差别，加上每位译者的翻译风格不尽相同，书中可能存在一些表述不妥或失当，还望同道不吝指正为感。

随着 CT 和 MRI 的出现与普及，有人认为腹部 X 线检查已成为一种过时的影像检查，然而在研究和帮助各年龄段患者的临床决策方面，腹部 X 线检查仍是一种便捷且相对低辐射的检查。此外，在特殊临床情况下，腹部 X 线片与临床评估相结合，将成为一种有效的辅助手段，用以明确哪些患者可能需要进一步的横断面成像。对预估阳性概率较低的患者，可排除进一步 CT 评估的需要，从而减少患者的辐射剂量。

英国皇家放射学院已发布了 iRefer 指南，用于帮助临床医生为患者申请最适合的影像学检查。这些指南提供了很多宝贵信息，包括需要腹部 X 线检查的临床指征，包括但不限于肠梗阻的初步评估、X 线致密异物的评估、X 线致密管线的评估及肾结石评估。尽管 X 线检查的影像解读很重要，但在医学院课程中却常被忽视，因而许多医学生和低年资医师对 X 线影像解读感到困难和畏惧。《放射学非官方指南：100 例腹部 X 线片实践（全彩注释 + 完整报告）》旨在帮助更多人解决这一问题。

解读 X 线片的关键是建立一个系统的评估方法，然后进行大量的练习来观察和描述 X 线表现。最畅销的经典放射学著作"放射学非官方指南"系列丛书专为医学生、放射科技师、助理医师及低年资医师设计。它建立了一个评估 X 线片的系统性方法，从临床和影像等多角度考量，将 X 线影像置于真实的临床情境中。该方法获得了英国医学会、英国放射学研究所和皇家放射医师学院的认可。本书建立于这一基础上，为读者实践和巩固腹部 X 线片的评估及描述提供了机会。

现在已有许多放射学著作，但大多存在重大不足，如图像篇幅较小、分辨率较差，并不能很好地展示影像表现，而且所述的各种表现通常设置在图像下方，读者很难确认图像中哪部分符合该表现。还有不少著作单纯讲述 X 线片，而未将其置于有用的临床情境中。

本书的设计是为了让读者尽可能以实用和临床相关的方式实践 X 线片的解读，具体设计特色在于以下几个方面。

● 100 幅高质量腹部 X 线影像图片供评估。
● 将病例置于临床情境中并囊括丰富的常见及重要表现（与皇家放射学医师学院的本科放射学教程一致）。
● 详细的图像注释辅以不同彩色，以突出关键表现。
● 综合的系统性 X 线报告。
● 给予进一步检查和处理的相关方案。

本书中的病例依据不同难度分为标准难度、中等难度和高级难度三类。每个病例都以临床情境及腹部 X 线片开始供读者解读，然后在次页具体展示附有全面注释及系统性 X 线报告的同一影像图片。每个系统性 X 线报告都有不同颜色的小标题与相应的图像注释相匹配。

每个 X 线报告都基于系统性方法评估腹部 X 线片，具体包括 技术信息、肠腔气体类型、肠壁、气腹、实质器官、血管、骨骼、软组织、其他、检查区、概要、临床检查及处理。

Daniel：谨以此书献给我可爱的另一半 Sarah，感谢她多年来的大力支持。我还要感谢我的父母 Ray 和 Karen，正是他们激励我不断深造，并在我整个职业生涯中给予了无限支持和指导。如果没有他们，我可能无法完成本书的写作。

Rebecca：谨以此书献给我的姐妹 Lana 和 Louise，她们的热情、善良和韧性一直鼓舞着我。

Lydia：谨以此书献给我美丽的妈妈，我能够获得今天的成就正是因为她对我的不断付出，她总是将我的事情置于她自己的愿望之前，她持续不断地鼓励我，对我充满信心，并与我分享她遇到过的种种奇迹。

病例展示（注释＋报告）
CASE PRESENTATION（ANNOTATIONS AND REPORTS）

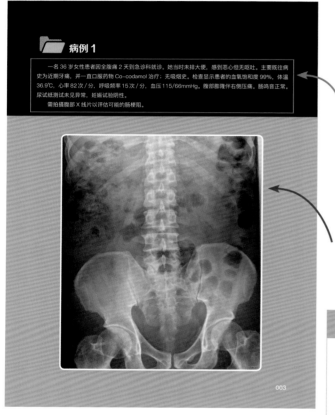

病例 1

一名 36 岁女性患者因全腹痛 2 天到急诊科就诊。她当时未排大便，感到恶心但无呕吐。主要既往病史为近期牙痛，并一直口服药物 Co-codamol 治疗；无吸烟史。检查显示患者的血氧饱和度 99%，体温 36.9℃，心率 82 次 / 分，呼吸频率 15 次 / 分，血压 115/66mmHg。腹部膨隆伴右侧压痛。肠鸣音正常。尿试纸测试未见异常，妊娠试验阴性。

需拍摄腹部 X 线片以评估可能的肠梗阻。

实际临床病史

大幅的高质量影像
图片供评估

003

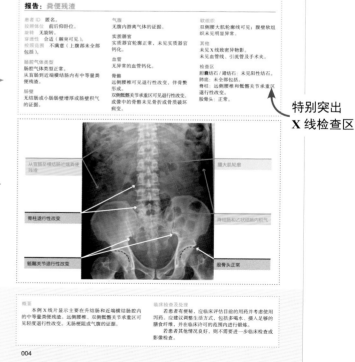

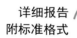

放射学非官方指南　The Unofficial Guide to Radiology

报告：粪便残渣

患者 ID 匿名。
投照体位 前后仰卧位。
旋转 无旋转。
穿透性 合适（棘突可见）。
拍摄范围 不满意（上腹部未全部包括）。

肠腔气体类型
肠腔气体类型正常。
从盲肠到近端横结肠内有中等量粪便残渣。

肠管
无结肠或小肠肠壁增厚或肠壁积气的证据。

气腹
无腹内游离气体的证据。

实质器官
实质器官官轮廓正常，未见实质器官钙化。

血管
无异常的血管钙化。

骨骼
远侧腰椎可见退行性改变，伴骨赘形成。
双侧骶髂关节承重区可见退行性改变。成像中的骨髓未见骨折或骨质破坏病变。

软组织
双侧腰大肌轮廓线可见；腹壁软组织未见明显异常。

其他
未见 X 线致密异物影。
未见血管线、引流管及手术夹。

检查区
胆囊结石 / 肾结石：未见阳性结石。
肺底：未全部包括。
脊柱：远侧腰椎和骶髂关节承重区退行性改变。
股骨头：正常。

从盲肠到横结肠近端粪便残渣

腰大肌轮廓

脊柱退行性改变

降结肠和乙状结肠内积气

骶髂关节退行性改变

股骨头正常

概要
本例 X 线片显示主要在升结肠和近端横结肠腔内的中等量粪便残渣。远侧腰椎、双侧骶髂关节承重区可见轻度退行性改变。无肠梗阻或气腹的证据。

临床检查及处理
若患者有便秘，应临床评估目前的用药并考虑使用丙酚。应建议调整生活方式，包括多喝水、摄入足够的膳食纤维，并在临床许可的范围内进行锻炼。
若患者其他情况良好，则不需要进一步临床检查或影像检查。

004

详细报告
附标准格式

清晰图注突出关键
的 X 线表现

临床检查及处理，置于总体
临床处理方案背景下

特别突出
X 线检查区

目　录
CONTENTS

第一部分　标准难度病例（STANDARD）

第二部分　中等难度病例（INTERMEDIATE）

第三部分　高级难度病例（ADVANCED）

第一部分　标准难度病例

STANDARD

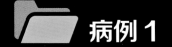
　　一名 36 岁女性患者因全腹痛 2 天到急诊科就诊。她当时未排大便，感到恶心但无呕吐。主要既往病史为近期牙痛，并一直口服药物 Co-codamol 治疗；无吸烟史。检查显示患者的血氧饱和度 99%，体温 36.9℃，心率 82 次 / 分，呼吸频率 15 次 / 分，血压 115/66mmHg。腹部膨隆伴右侧压痛。肠鸣音正常。尿试纸检测未见异常，妊娠试验阴性。

　　需拍摄腹部 X 线片以评估可能的肠梗阻。

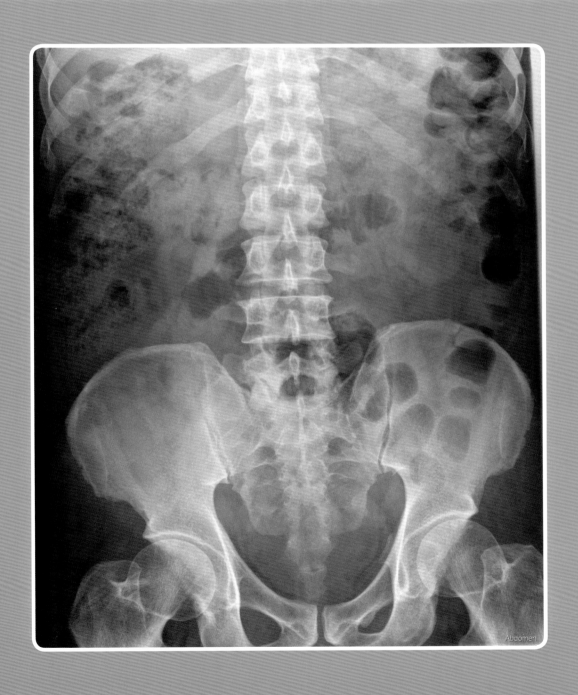

报告：粪便残渣

患者 ID　匿名。
投照体位　前后仰卧位。
旋转　无旋转。
穿透性　合适（棘突可见）。
投照范围　不满意（上腹部未全部包括）。

肠腔气体类型
肠腔气体类型正常。
从盲肠到近端横结肠内有中等量粪便残渣。

肠壁
无结肠或小肠肠壁增厚或肠壁积气的证据。

气腹
无腹内游离气体的证据。

实质器官
实质器官轮廓正常，未见实质器官钙化。

血管
无异常的血管钙化。

骨骼
下腰椎可见退行性改变，伴骨赘形成。
双侧骶髂关节承重区可见退行性改变。
成像中的骨骼未见骨折或骨质破坏病变。

软组织
双侧腰大肌轮廓线可见；腹壁软组织未见明显异常。

其他
未见 X 线致密异物影。
未见血管线、引流管及手术夹。

检查区
胆囊结石 / 肾结石：未见阳性结石。
肺底：未全部包括。
脊柱：下腰椎和骶髂关节承重区退行性改变。
股骨头：正常。

从盲肠至横结肠近端粪便残渣

腰大肌轮廓

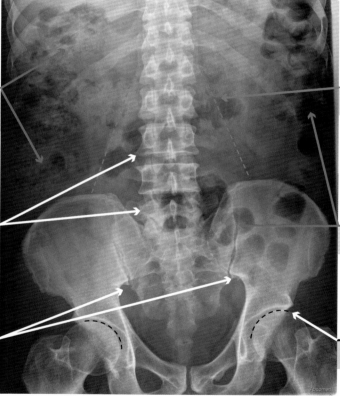

脊柱退行性改变

降结肠和乙状结肠内积气

骶髂关节退行性改变

正常股骨头

概要
　　本例 X 线片显示主要在升结肠和近端横结肠腔内的中等量粪便残渣。远侧腰椎、双侧骶髂关节承重区可见轻度退行性改变。无肠梗阻或气腹的证据。

临床检查及处理
　　若患者有便秘，应临床评估目前的用药并考虑使用泻药。应建议调整生活方式，包括多喝水、摄入足够的膳食纤维，并在临床许可的范围内进行锻炼。
　　若患者其他情况良好，则不需要进一步临床检查或影像检查。

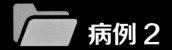

病例 2

一名 60 岁男性患者因全腹痛到急诊科就诊。既往病史无特殊；无吸烟史。检查显示患者的血氧饱和度 97%，体温 36.7℃，心率 83 次 / 分，呼吸频率 17 次 / 分，血压 118/80mmHg。触诊腹部柔软，两侧胁腹有压痛，肠鸣音正常。尿隐血 +++。

需拍摄腹部 X 线片以评估可能的肾结石。

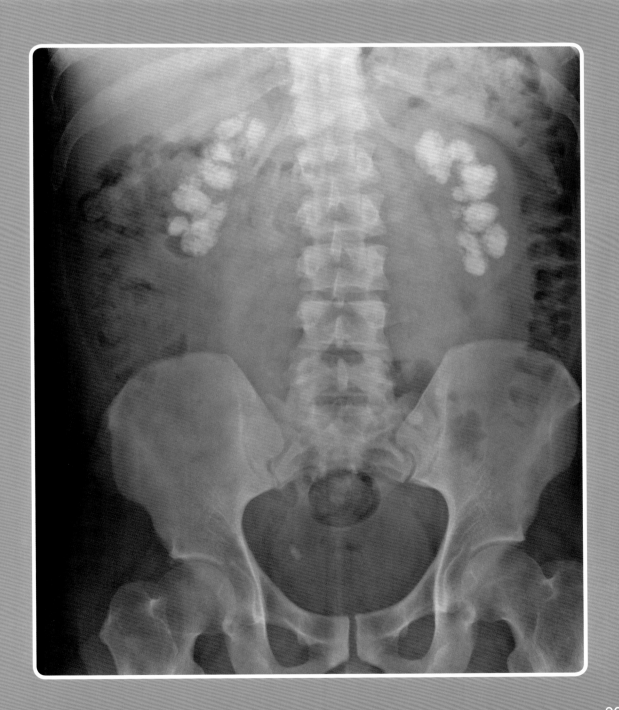

报告：肾髓质钙盐沉着症

患者 ID 匿名。
投照体位 前后仰卧位。
穿透性 合适（棘突可见）。
投照范围 满意（向上可见前肋，向下可见耻骨下支）。

肠腔气体类型
肠腔气体类型正常。
升结肠至远端横结肠腔内有中等量粪便残渣。

肠壁
无结肠或小肠肠壁增厚或肠壁积气的证据。

气腹
无腹内游离气体的证据。

实质器官
双肾髓质区可见多发、较大的边界清楚的 X 线致密影。

血管
无异常的血管钙化。

骨骼
成像中的胸椎、腰椎及盆腔内未见异常。

软组织
双侧腰大肌轮廓可见。

腹壁软组织未见明显异常。

其他
膀胱右侧区见一个 X 线致密影，最有可能为膀胱结石。
未见 X 线致密异物影，未见血管线、引流管及手术夹。

检查区
胆囊结石 / 肾结石：肾髓质区多发钙化性致密影。
肺底：未全部包括。
脊柱：正常。
股骨头：正常。

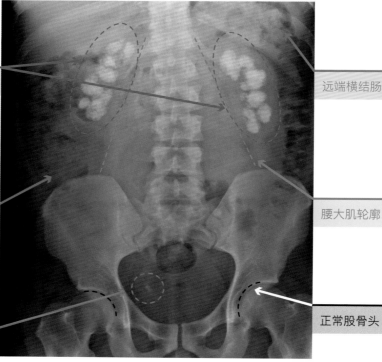

双肾钙化性致密影
远端横结肠内粪便残渣
升结肠内粪便残渣
腰大肌轮廓
膀胱结石
正常股骨头

概要
　　本例 X 线片显示双侧肾髓质多发 X 线致密影，符合肾髓质钙盐沉着症表现。另见一个 X 线致密影投影在膀胱区，最有可能是膀胱结石。升结肠至远端横结肠内有中等量粪便残渣。

临床检查及处理
　　应采用 ABCDE 步骤救治患者。
　　应提供合适的镇痛和补液。

　　应急诊血液检查，包括全血细胞计数、尿素和电解质、C 反应蛋白，肝功能检测、血气分析和骨代谢指标物。
　　患者应进行急性肾损伤的评估；若存在，最初的泌尿系统超声检查有利于评估肾盂积水。
　　双肾、输尿管及膀胱的 CT 扫描能更好地显示解剖结构。
　　应将患者转诊至泌尿外科，以进一步评估肾髓质钙盐沉着症及假定的膀胱结石。

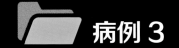
一名 45 岁女性患者因急性腹痛到急诊科就诊。既往病史有复发性肺栓塞；无吸烟史。检查显示患者的血氧饱和度 97%，体温 39℃，心率 92 次 / 分，呼吸频率 22 次 / 分，血压 125/80mmHg。触诊腹壁僵硬伴肌紧张，全腹压痛，肠鸣音正常。尿试纸检测未见异常，妊娠测试阴性。患者体态肥胖。

需拍摄腹部 X 线片以评估可能的肠梗阻。

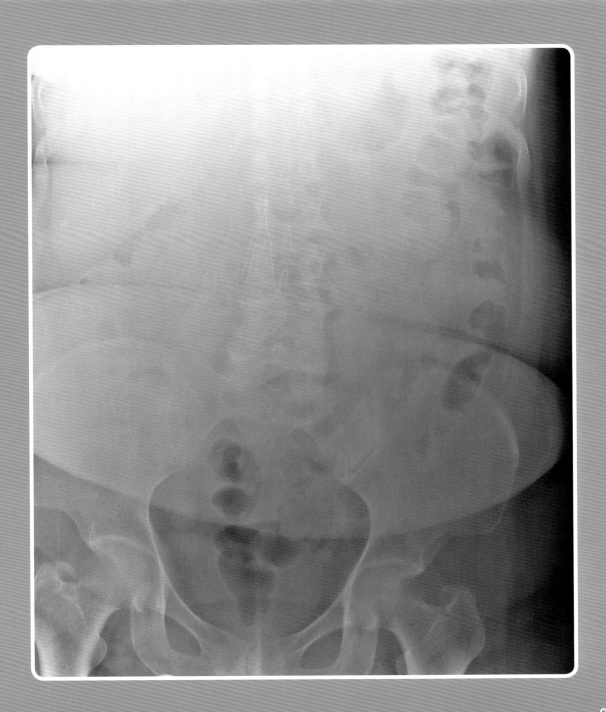

报告：下腔静脉滤器

患者 ID　匿名。
投照体位　前后仰卧位。
旋转　无旋转。
穿透性　合适（棘突可见）。
投照范围　满意（向上可见前肋，向下可见耻骨下支）。

肠腔气体类型
肠腔气体类型正常。

肠壁
无结肠或小肠肠壁增厚或肠壁积气的证据。

气腹
无腹内游离气体的证据。

实质器官
实质器官轮廓正常，未见实质器官钙化。

血管
无异常血管钙化。

骨骼
脊柱轻度退行性改变。

软组织
双侧腰大肌轮廓可见。

腹部区域可见皮肤脂肪褶。

其他
在 L_2/L_3 椎体右侧椎弓根区域可见一 X 线致密异物投影，位于腹部下腔静脉区域，符合下腔静脉滤器。未见引流管或手术夹。

检查区
胆囊结石 / 肾结石：未见阳性结石。
肺底：未全部包括。
脊柱：正常。
股骨头：正常。

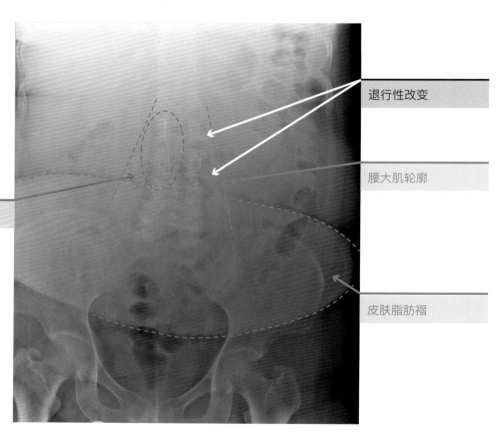

下腔静脉滤器

退行性改变

腰大肌轮廓

皮肤脂肪褶

概要
　　本例 X 线片显示无肠梗阻的证据。下腔静脉滤器和脊柱轻度退行性改变为偶然的发现。

临床检查及处理
　　应采用 ABCDE 步骤救治患者。
　　应提供合适的镇痛和补液。
　　应急诊血液检查，包括全血细胞计数、尿素和电解质、肝功能检测、淀粉酶、骨代谢指标物，凝血功能、血培养、血气分析和 C 反应蛋白。
　　患者应遵医嘱使用广谱抗生素；患者应禁食，开始静脉补液。
　　腹部 X 线片无明显异常表现可以解释患者临床症状。可考虑腹部 / 盆腔增强 CT 扫描以进一步评估腹部情况，并请普外科团队会诊。

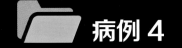

一名 69 岁男性患者因长期腹部和盆腔部疼痛、加剧 72h 到急诊科就诊。他已口服药物 Co-codamol 治疗，感到恶心，但无呕吐，3 天未排大便。主要的既往病史为严重的慢性阻塞性肺病，曾用类固醇治疗，还有缺血性心脏病；有吸烟史。检查显示患者的血氧饱和度 94%，体温 37.0℃。心率 74 次 / 分，呼吸频率 16 次 / 分，血压 130/75mmHg。触诊腹壁柔软，无压痛。直肠检查有硬的粪便。尿试纸检测未见异常。

需摄腹部 X 线片以评估可能的肠梗阻。

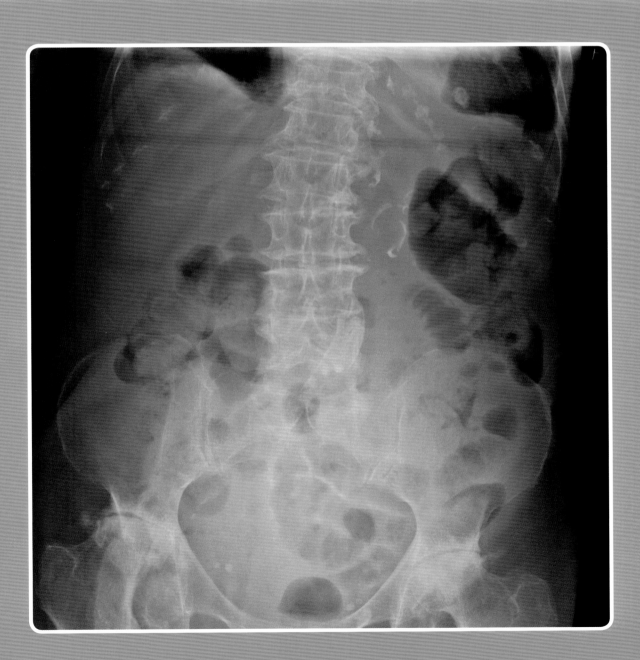

报告：髋关节骨关节炎

患者 ID 匿名。
投照体位 前后仰卧位。
旋转 无旋转。
穿透性 合适（棘突可见）。
投照范围 不满意（耻骨联合、耻骨下支未全部包括）。

肠腔气体类型
肠腔气体类型正常。
结肠内有中等量粪便残渣，直肠内含气体。

肠壁
无结肠或小肠肠壁增厚或肠壁积气的证据。

气腹
无腹内游离气体的证据。

实质器官
实质器官轮廓正常，未见实质器官钙化。

血管
腹主动脉、髂动脉粥样硬化钙化。

骨骼
成像中的腰椎中–重度退行性改变，侧方骨赘可见。
双侧髋关节重度退行性改变：包括关节间隙完全消失，软骨下骨质硬化及软骨下透亮影–符合软骨下囊肿形成。
双侧股骨头变形，有扁平、轮廓异常。
与年龄相关的广泛肋软骨钙化。

软组织
左侧腰肌轮廓未见，并无特异性。
腹壁软组织未见明显异常。

其他
盆腔内见数个圆形的 X 线致密影，最有可能为静脉石。
未见血管线、引流管或手术夹。

检查区
胆囊结石 / 肾结石：未见阳性结石。
肺底：左肺底部正常；右肺底部未见。
脊柱：腰椎退行性改变。
股骨头：双侧退行性改变及发育不良改变。

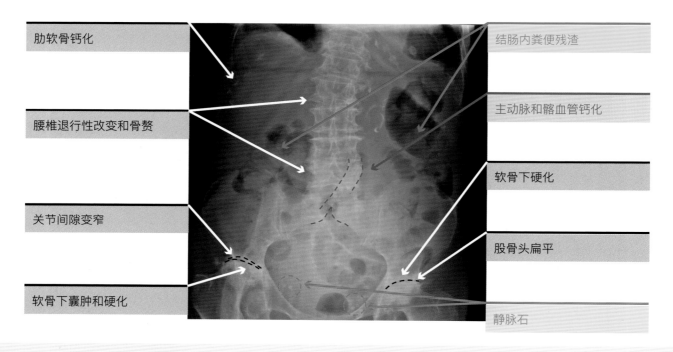

肋软骨钙化
腰椎退行性改变和骨赘
关节间隙变窄
软骨下囊肿和硬化
结肠内粪便残渣
主动脉和髂血管钙化
软骨下硬化
股骨头扁平
静脉石

概要

　　本例 X 线片显示肠腔气体类型正常，全结肠腔内有中等量粪便残渣，但无肠梗阻证据。双侧髋关节重度退行性改变累及股骨头和髋臼，符合Ⅳ期缺血性坏死。腰椎退行性改变、肋软骨钙化及静脉石都为偶然的发现。

临床检查及处理

　　应采用 ABCDE 步骤救治患者。
　　应提供合适的镇痛和补液。

Co-codamol 可能导致便秘。
　　应急诊血液检查，包括全血细胞计数、尿素和电解质、C 反应蛋白、肝功能检测、凝血功能、淀粉酶、血气分析、血型和配血检查。
　　若患者临床有便秘，应评估目前用药并考虑使用泻药。应给予调整生活方式的建议，包括多喝水、摄入足够的膳食纤维及在临床许可下的适度锻炼。
　　此外，患者应转诊至骨科门诊诊所，以评估缺血性坏死和退行性改变，并考虑治疗，如全髋置换手术。应拍摄盆腔前后位片以正确评估髋关节。

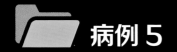

病例 5

一名 32 岁女性患者因下腹部疼痛 2 天到急诊科就诊。她当时未排大便，感到恶心，并自述呕吐数次。主要既往病史为普遍性焦虑症，因此服用 Fluoxetine（选择性 5- 羟色胺再摄取抑制药）治疗；无吸烟史。检查显示患者的血氧饱和度 99%，体温 36.8℃，心率 74 次 / 分，呼吸频率 19 次 / 分，血压 120/72mmHg。腹部膨隆，下腹部压痛伴有自发的防卫，肠鸣音减弱。尿试纸检测未见异常，妊娠试验阴性。

需拍摄腹部 X 线片以评估可能的肠梗阻。

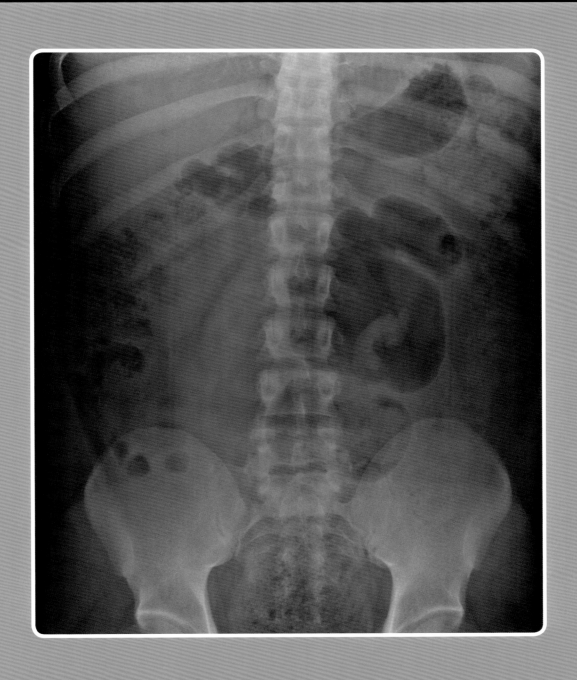

报告：直肠粪便残留

患者 ID　匿名。
投照体位　前后仰卧位。
旋转　无旋转。
穿透性　合适（棘突可见）。
投照范围　不满意（耻骨联合、耻骨下支未全部包括）。

肠腔气体类型
乙状结肠轻度膨隆、积气，但无肠梗阻的证据。
全大肠大量粪便残渣；直肠为著，内见粪便。

肠壁
无结肠或小肠肠壁增厚或肠壁积气

的证据。

气腹
无腹内游离气体的证据。

实质器官
实质器官轮廓正常，未见实质器官钙化。

血管
无异常的血管钙化。

骨骼
成像中的胸椎、腰椎及盆腔内未见异常。

软组织
双侧腰大肌轮廓线可见。
腹壁软组织未见明显异常。

其他
未见 X 线致密异物影。
未见血管线、引流管或手术夹。

检查区
胆囊结石 / 肾结石：未见阳性结石。
肺底：未全部包括。
脊柱：正常。
股骨头：正常。

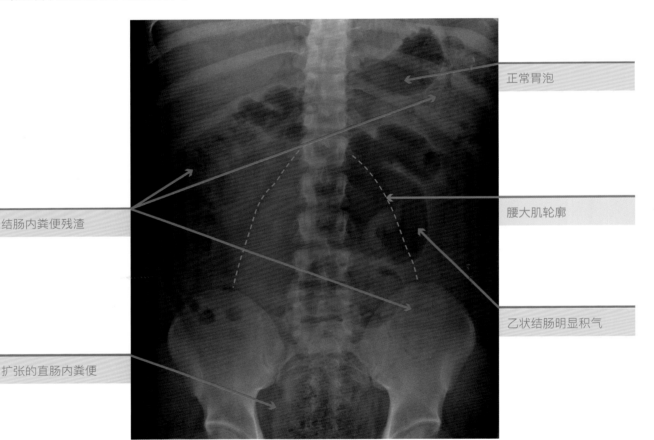

正常胃泡

腰大肌轮廓

结肠内粪便残渣

乙状结肠明显积气

扩张的直肠内粪便

概要
　　本例 X 线片显示全大肠残留大量粪便残渣，直肠尤为突出。乙状结肠轻度扩张积气，但无肠梗阻或气腹的证据。

临床检查及处理
　　若患者临床有便秘，应评估目前用药并考虑使用泻药。可能需要紧急灌肠。应给予调整生活方式的建议，包括多喝水、摄入足够的膳食纤维及在临床许可下的适度锻炼。
　　若患者其他情况良好，则不需要进一步临床或影像检查。

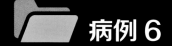

一名 69 岁女性患者因腹胀加重到急诊科就诊。她在过去的 48h 内未排大便。主要既往病史为 10 年前因患子宫内膜癌行子宫切除；无吸烟史。检查显示患者的血氧饱和度 96%，体温 37.6℃，心率 102 次 / 分，呼吸频率 30 次 / 分，血压 110/65mmHg。触诊腹壁紧张，全腹压痛，伴肠鸣音亢进。尿试纸检测未见异常。

需拍摄腹部 X 线片以评估可能的肠梗阻。

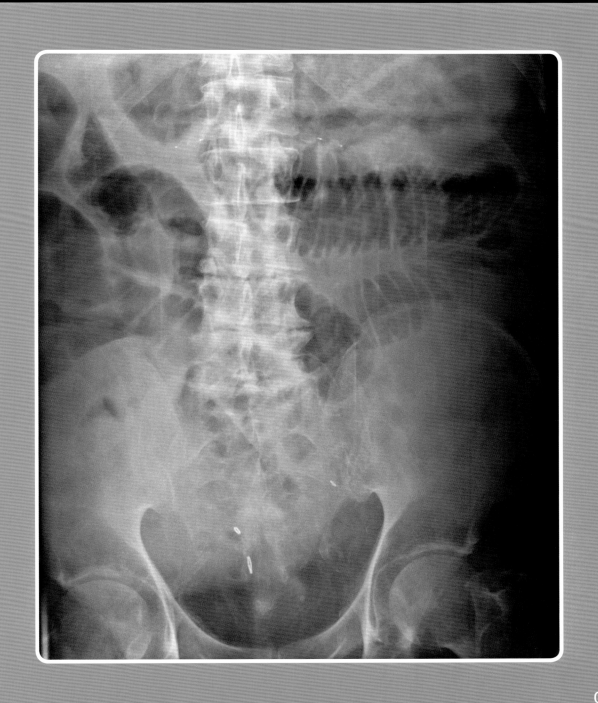

报告：小肠梗阻

患者 ID　匿名。
投照体位　前后仰卧位。
旋转　无旋转。
穿透性　合适（棘突可见）。
投照范围　不满意（耻骨联合、右季肋区和上腹未全部包括）。

肠腔气体类型
在腹部中央见多个扩张的肠襻，呈现环状肠皱襞，符合小肠梗阻。

肠壁
无结肠或小肠肠壁增厚或肠壁积气的证据。

气腹
无腹内游离气体的证据。

实质器官
实质器官轮廓正常，未见实质器官钙化。

血管
双侧髂动脉钙化。

骨骼
下腰椎中度退行性改变，伴骨赘形成，椎间隙变窄。

软组织
双侧腰大肌轮廓显示不清，它无特异性。
腹壁软组织未见明显异常。

其他
骨盆区见 3 个 X 线致密影，看似手术夹，符合既往妇科手术史。
未见血管线或引流管。

检查区
胆囊结石 / 肾结石：未见阳性结石。
肺底：未全部包括。
脊柱：下腰椎中度退行性改变。
股骨头：正常。

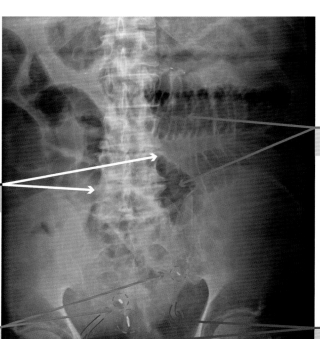

脊柱退行性改变

小肠扩张伴环状肠皱襞

手术夹

髂动脉钙化

概要
　　本例 X 线片显示腹部中央区域有多个扩张的伴环状肠皱襞的肠襻，符合小肠梗阻。本例的病因尚不明确，但考虑到临床病史，推测可能是继发于既往手术的粘连。双侧髂动脉钙化、下腰椎中度退行性改变、盆腔手术夹为偶然的发现。

临床检查及处理
　　应采用 ABCDE 步骤救治患者。

应提供合适的镇痛和补液。
　　患者应禁食及插入鼻胃管引流以降低小肠压力，应开始静脉输液。
　　应急诊血液检查，包括全血细胞计数、尿素和电解质、C 反应蛋白，肝功能检测、凝血功能、血气分析，血型和配血检查。
　　应紧急联系普外科团队，并应考虑做腹部 / 盆腔增强 CT 扫描，以便更好地显示解剖并做进一步的病情评估。

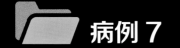

一名 25 岁女性患者因腹痛加剧到急诊科就诊。主要既往病史为严重便秘（服用多种泻药）；无吸烟史。曾因重度神经性疼痛植入脊髓刺激器。检查显示患者的血氧饱和度 97%，体温 37.2℃。心率 97 次 / 分，呼吸频率 24 次 / 分，血压 132/74mmHg。触诊腹壁柔软，全腹压痛，肠鸣音正常。尿试纸检测未见异常，妊娠试验阴性。

需拍摄腹部 X 线片以评估可能的肠梗阻。

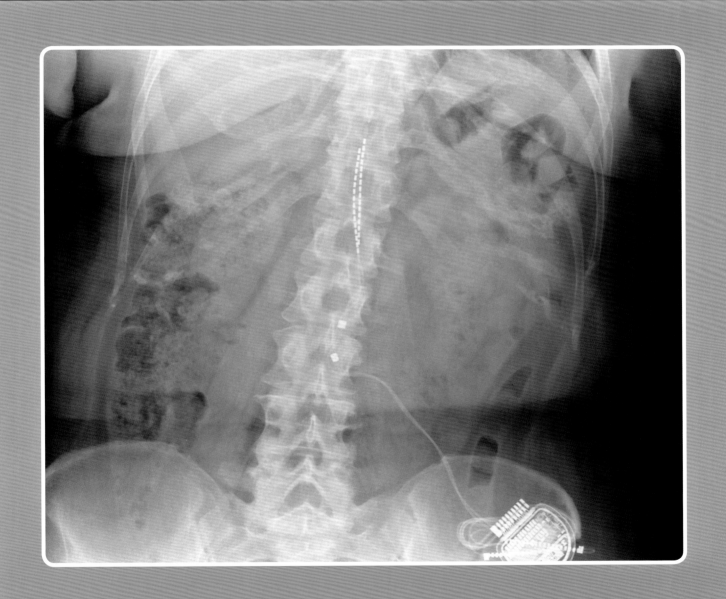

报告：脊髓刺激器

患者 ID　匿名。
投照体位　前后仰卧位。
旋转　无旋转。
穿透性　合适（棘突可见）。
投照范围　不满意（未包括耻骨联合、耻骨下支和髋关节）。

肠腔气体类型
肠腔气体类型正常。
升结肠内见大量粪便残留。

肠壁
降结肠无特征。
无结肠或小肠肠壁增厚或肠壁积气的证据。

气腹
无腹内游离气体的证据。

实质器官
实质器官轮廓正常，未见实质器官钙化。

血管
无异常血管钙化。

骨骼
腰椎轻微向右侧弯，中心位于 L_2/L_3 水平。
成像中的骨骼未见骨折或骨质破坏病变。

软组织
两侧腰大肌轮廓线可见。

腹壁软组织未见明显异常。

其他
左侧髂窝见一个 X 线致密异物影，导线向上延伸至脊柱中线，符合脊髓刺激器。
腹膜外脂肪清晰可见，不应误为游离气体。
未见血管线、引流管及手术夹。

检查区
胆囊结石／肾结石：未见阳性结石。
肺底：右肺底部未全部包括。
脊柱：腰椎轻微向右侧弯，中心位于 L_2/L_3 水平。
股骨头：未见。

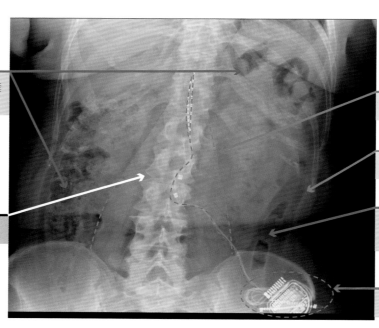

升结肠、横结肠大量粪便残留

腰大肌轮廓

腹膜外脂肪

脊柱侧弯

结肠萎陷，伴结肠袋减少

脊髓刺激器

概要
本例 X 线片显示升结肠、横结肠内大量粪便残留，结合临床病史，考虑为便秘。还显示了在原位的脊髓刺激器。腰椎轻微向右侧弯，中心位于 L_2/L_3 水平，为偶然发现。

临床检查及处理
应提供合适的镇痛和补液。

若患者其他情况良好，则不需要进一步临床或影像检查。
若患者临床有便秘，应评估目前用药并考虑使用泻药。可能需要紧急灌肠。应给予调整生活方式的建议，包括多喝水、摄入足够的膳食纤维及在临床许可下的适度锻炼。

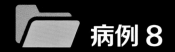
一名 50 岁女性患者因输尿管绞痛最近被送至泌尿外科病房。主要既往病史为肾结石，曾置入右侧输尿管支架管；无吸烟史。检查显示患者的血氧饱和度 96%，体温 36.5℃。心率 82 次 / 分，呼吸频率 13 次 / 分，血压 118/80mmHg。触诊腹部柔软，右侧髂窝轻度压痛，肠鸣音正常。尿试纸检测未见异常。

需拍摄腹部 X 线片以评估输尿管支架管位置及可能的肾结石。

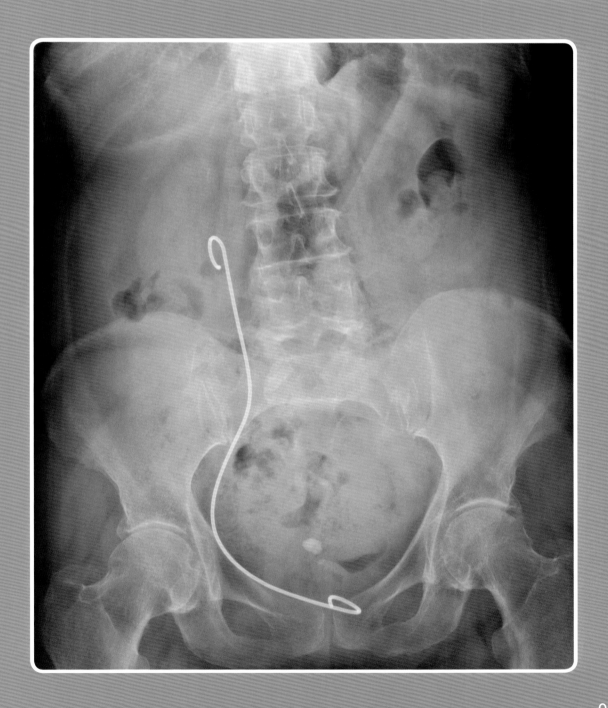

报告：右侧 JJ 管置入及膀胱结石

患者 ID　匿名。
投照体位　前后仰卧位。
旋转　无旋转。
穿透性　合适（棘突可见）。
投照范围　满意（向上可见前肋，向下可见耻骨下支）。

肠腔气体类型
肠腔气体类型正常。

肠壁
无结肠或小肠肠壁增厚或肠壁积气的证据。

气腹
无腹内游离气体的证据。

实质器官
实质器官轮廓正常，未见实质器官钙化。

血管
无异常血管钙化。

骨骼
脊柱轻度退行性改变。

软组织
两侧腰大肌轮廓线可见。
腹壁软组织未见明显异常。

其他
右输尿管区可见一条 X 线致密线，符合位置正确的输尿管 JJ 管；管近端位于右肾盂，远端位于膀胱。
膀胱区可见一个边界清楚的 X 线致密影，最有可能为膀胱结石；其他的鉴别包括盆腔淋巴结钙化、卵巢畸胎瘤钙化或子宫平滑肌瘤钙化。
未见其他 X 线致密异物。
未见血管线或手术夹。

检查区
胆囊结石 / 肾结石：膀胱结石可能。
肺底：正常。
脊柱：轻度退行性改变。
股骨头：正常。

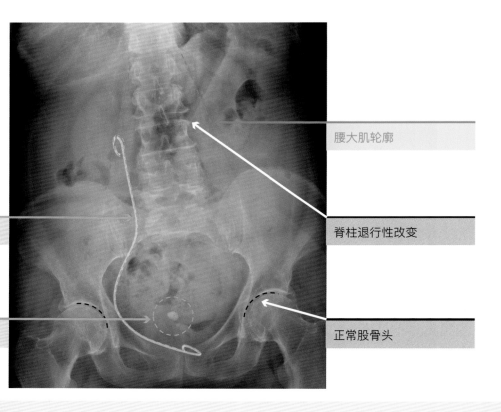

腰大肌轮廓

脊柱退行性改变

JJ 输尿管支架

膀胱结石

正常股骨头

概要
　　本例 X 线片显示右侧输尿管 JJ 管位置正确；另见膀胱区一个边界清楚的 X 线致密影，符合膀胱结石的可能性最大。

临床检查及处理
　　应提供合适的镇痛和补液。
　　应急诊血液检查，包括全血细胞计数、尿素和电解质、C 反应蛋白、肝功能检测、血气分析及骨代谢指标物。
　　患者应作急性肾损伤的评估；若存在，最初的泌尿系统超声检查有利于评估肾盂积水。
　　小结石可能会自然排出，但需要转诊至泌尿科进一步评估。
　　双肾、输尿管及膀胱的 CT 扫描能更好地显示解剖结构。
　　应与之前的影像表现比较，以评估其间的变化。

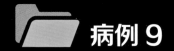

病例 9

一名 84 岁男性患者因全腹痛到急诊科就诊，近 2 个月患者髋部疼痛伴活动受限。主要既往史为前列腺癌；无吸烟史。既往曾因左侧肾盂积水而行肾造瘘引流管留置。检查显示患者的血氧饱和度 99%，体温 36.7℃，心率 92 次 / 分，呼吸频率 20 次 / 分，血压 115/65mmHg。触诊腹部柔软，轻度全腹压痛，肠鸣音正常。尿试纸检测未见异常。右髋部压痛，髋关节屈曲时疼痛。

需拍摄腹部 X 线片以评估可能的肠梗阻。

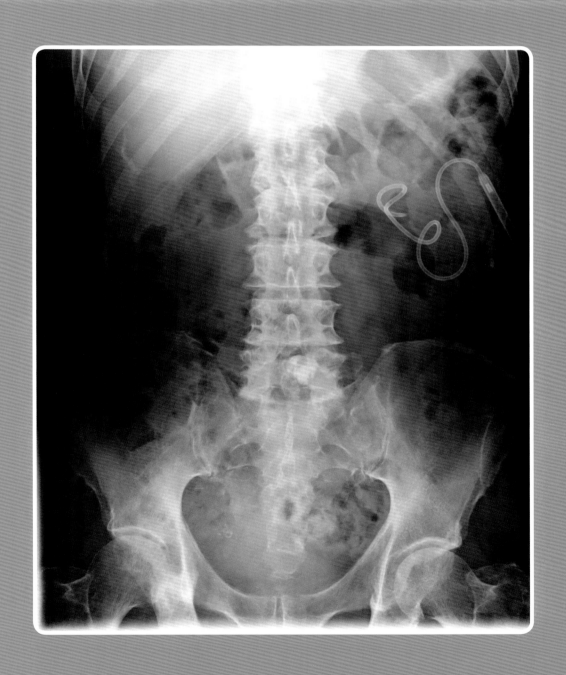

报告：左肾造瘘术伴硬化性转移

患者 ID　匿名。
投照体位　前后仰卧位。
旋转　无旋转。
穿透性　合适（棘突可见）。
投照范围　不满意（耻骨联合、耻骨下支未全部包括）。

肠腔气体类型
肠腔气体类型正常。

肠壁
无结肠或小肠肠壁增厚或肠壁积气的证据。

气腹
无腹内游离气体的证据。

实质器官
左侧肾区见一导管影，符合肾造瘘引流管。

血管
右侧髂动脉钙化。

骨骼
在 L5 椎体区可见一个边缘清楚的硬化性病变，伴 L5 棘突消失，结合临床病史，最有可能为椎体转移。
在右侧髋臼下部可见一个边缘不清的硬化性病变，伴髂坐骨线硬化。此处不是退行性改变的典型部位，结合临床病史，最有可能为另一处转移。

成像中的骨骼未见骨折。

软组织
两侧腰大肌轮廓线可见。
腹壁软组织未见明显异常。

其他
左侧肾区见一导管影，符合肾造瘘引流管。
未见其他血管线、引流管或手术夹。

检查区
胆囊结石 / 肾结石：未见阳性结石。
肺底：未全部包括。
脊柱：L5 椎体病变，如前所述。
股骨头：右侧髋臼下部硬化性病变，如前所述。

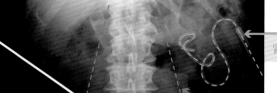

L5 椎体病变　　　　　　　　　　　　肾造瘘引流管

髂动脉钙化　　　　　　　　　　　　腰大肌轮廓

硬化性骨病变　　　　　　　　　　　正常股骨头

概要
　　本例 X 线片显示两处硬化性骨病变，一处位于 L5 椎体，另一处位于右侧髋臼。结合前列腺癌的临床病史，疑为转移。左侧肾造瘘引流管位于原位。无肠梗阻的证据。

临床检查及处理
　　应采用 ABCDE 步骤救治患者。
　　应提供合适的镇痛和补液。

　　应急诊血液检查，包括全血细胞计数、尿素和电解质、C 反应蛋白、肝功能检测、骨代谢指标物、血气分析及肿瘤标志物。
　　若患者近期未做过相关检查，则应考虑进行胸部、腹部、盆腔 CT 增强扫描，以评估疾病的进展。
　　患者应转诊至泌尿科和肿瘤科进一步处理，可能包括活检和多学科讨论。
　　治疗方案可能包括手术、放射治疗、化疗或姑息治疗，具体决定取决于多学科讨论的结果和患者的意愿。

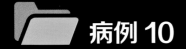
一名 30 岁男性患者因左腰部疼痛并放射至左侧腹股沟而到急诊科就诊。主要既往病史为肾结石；无吸烟史。既往曾置入左侧输尿管支架管。检查显示患者的血氧饱和度 96%，体温 36.8℃，心率 102 次 / 分，呼吸频率 24 次 / 分，血压 130/80mmHg。触诊腹部柔软，左侧腰部压痛并放射至左侧腹股沟，肠鸣音正常。尿隐血 +++。

需拍摄腹部 X 线片以评估可能的肾结石。

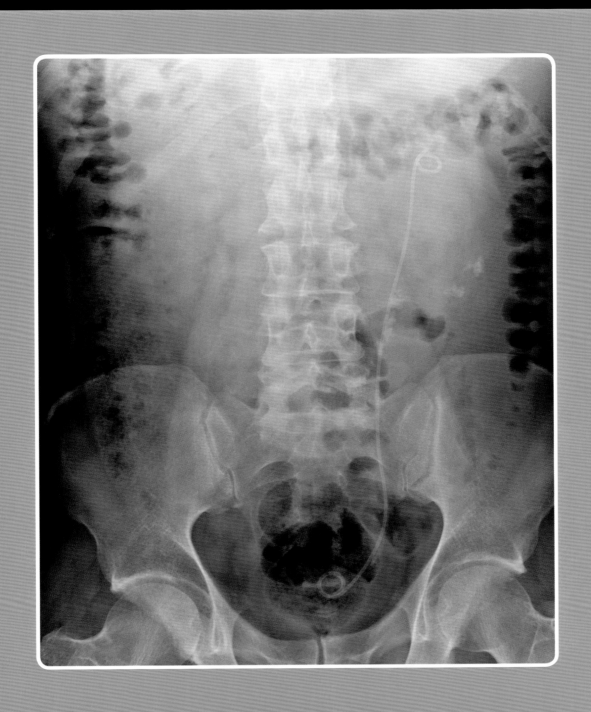

报告：左侧 JJ 管置入及左肾结石

患者 ID　匿名。
投照体位　前后仰卧位。
旋转　无旋转。
穿透性　合适（棘突可见）。
投照范围　不满意（耻骨下支未全部包括）。

肠腔气体类型
肠腔气体类型正常。
升结肠内有少量粪便残留。

肠壁
无结肠或小肠肠壁增厚或肠壁积气的证据。

气腹
无腹内游离气体的证据。

实质器官
在左肾下极区域可见 2 枚小的 X 线致密影，符合肾结石。

血管
无异常血管钙化。

骨骼
成像中的胸椎、腰椎及盆腔内未见异常。

软组织
两侧腰大肌轮廓线可见。
腹壁软组织未见明显异常。

其他
左输尿管区可见一条 X 线致密线，符合位置正确的输尿管 JJ 管。
在 L_3/L_4 水平的左侧输尿管支架区可见几个 X 线致密影，符合输尿管结石。
未见血管线、引流管及手术夹。

检查区
胆囊结石 / 肾结石：左肾下极及左侧输尿管结石。
肺底：未全部包括。
脊柱：正常。
股骨头：正常。

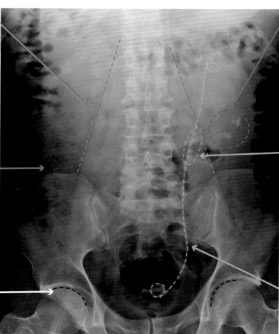

腰大肌轮廓	肾结石
升结肠内粪便残留	左侧输尿管内的钙化
正常股骨头	JJ 输尿管支架

概要
　　本例 X 线片显示左肾下极区 2 枚小的 X 线致密影，符合肾结石。另外还显示了左侧输尿管原位的 JJ 管以及相关的输尿管结石。升结肠内少量粪便残留。

临床检查及处理
　　应采用 ABCDE 步骤救治患者。
　　应提供合适的镇痛和补液。

　　应急诊血液检查，包括全血细胞计数、尿素和电解质、C 反应蛋白、肝功能检测、血气分析及骨代谢指标物。
　　患者应作急性肾损伤的评估；若存在，最初的泌尿系统超声检查有利于评估肾盂积水。
　　小结石可能会自然排出，但需要转诊至泌尿科进一步评估。双肾、输尿管及膀胱的 CT 扫描能更好地显示解剖结构。

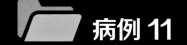
一名 45 岁女性患者因排尿疼痛到急诊科就诊。主要既往病史为肠管手术；无吸烟史。检查显示患者的血氧饱和度 98%，体温 36.8℃。心率 85 次 / 分，呼吸频率 16 次 / 分，血压 120/80mmHg。触诊腹部柔软，右侧季肋部有压痛，肠鸣音正常。尿隐血 ++，妊娠试验阴性。

需拍摄腹部 X 线片以评估可能的肾结石。

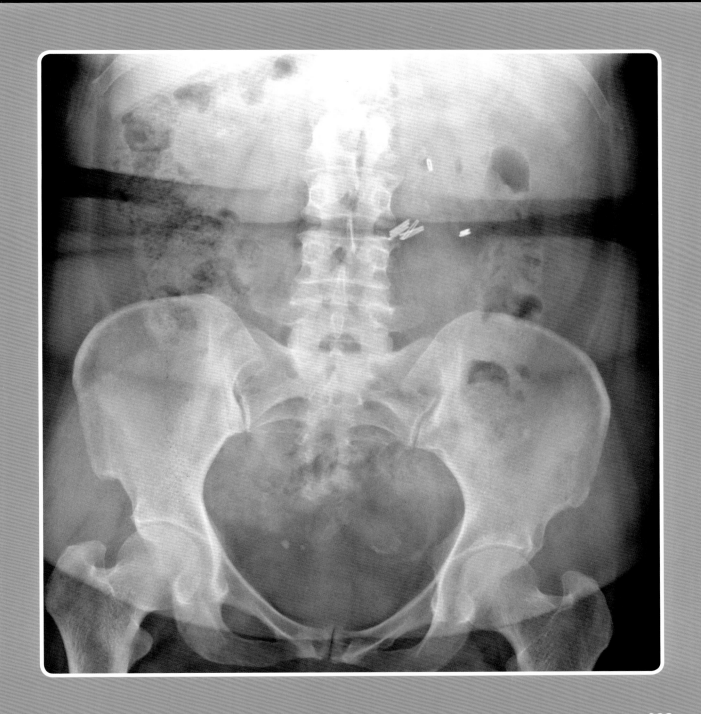

报告：右肾结石和外科手术夹

患者 ID 匿名。
投照体位 前后仰卧位。
旋转 无旋转。
穿透性 合适（棘突可见）。
投照区域 满意（向上可见前肋，向下可见耻骨下支）。

肠腔气体类型
肠腔内有少量气体，但未见肠管扩张。
从盲肠到直肠，全部大肠内有中等量粪便残留。

肠壁
无结肠或小肠肠壁增厚或肠壁积气的证据。

气腹
无腹内游离气体的证据。

实质器官
在右肾区可见数个小 X 线致密影，符合肾结石。

血管
无异常血管钙化。

骨骼
成像中的胸椎、腰椎及盆腔内未见异常。

软组织
两侧腰大肌轮廓线可见。
腹壁软组织未见异常。

其他
未见血管线或引流管。
盆腔内可见数个圆形 X 线致密影，最有可能为静脉石。
在上腹部和 L_2/L_3 至 L_3/L_4 水平左侧的区域可见数个外科手术夹。

检查区
胆囊结石 / 肾结石：右肾区数个结石可能。
肺底：未全部包括。
脊柱：正常。
股骨头：正常。

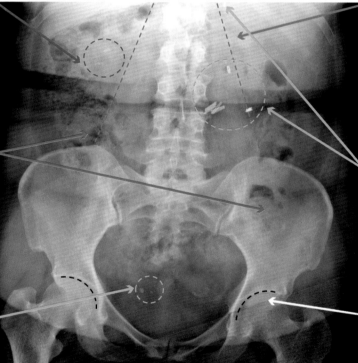

肾结石		腰大肌轮廓
结肠粪便残留		外科手术夹
静脉石		正常股骨头

概要

本例 X 线片显示右肾区数个小的 X 线致密影，符合肾结石。全部大肠内中等量粪便残留、静脉石、上腹部及 L_2/L_3 至 L_3/L_4 水平左侧区域的数个手术夹为偶然的发现。

临床检查及处理

应采用 ABCDE 步骤救治患者。
应提供合适的镇痛和补液。

应急诊血液检查，包括全血细胞计数、尿素和电解质、C 反应蛋白、肝功能检测、血气分析及骨代谢指标物。

患者应作急性肾损伤的评估；若存在，最初的泌尿系统超声检查有利于评估肾盂积水。

小结石可能会自然排出，但需要转诊至泌尿科进一步评估。

双肾、输尿管及膀胱的 CT 扫描能更好地显示解剖结构，这取决于患者临床情况和血液检查结果。

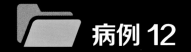

病例 12

一名 15 岁女性患者因严重便秘、无排便 6 天、24h 无排气到急诊科就诊。她感觉恶心，当天早晨呕吐。既往病史无特殊；无吸烟史。检查显示患者的血氧饱和度 99%，体温 37.1℃。心率 82 次 / 分，呼吸频率 16 次 / 分，血压 110/65mmHg。腹部轻度膨隆，下腹部有压痛，有自发性防卫，肠鸣音正常。尿试纸检测未见异常，妊娠试验阴性。

需拍摄腹部 X 线片以评估可能的肠梗阻。

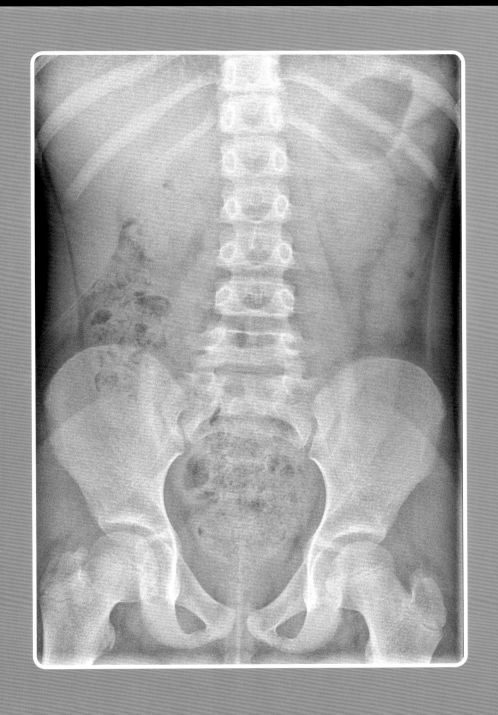

报告：肠腔粪便和 Riedel 肝叶

患者 ID　匿名。
投照体位　前后仰卧位。
旋转　无旋转。
穿透性　合适（棘突可见）。
投照范围　满意（向上可见前肋，向下可见耻骨下支）。

肠腔气体类型
肠腔内有少量气体，但未见肠管扩张。
主要在升结肠、乙状结肠远端和直肠内有中等量粪便残留。

肠壁
无结肠或小肠肠壁增厚或肠壁积气的证据。

气腹
无腹内游离气体的证据。

实质器官
肝脏右叶向下延伸低于右肾下缘，呈舌状，符合 Riedel 肝叶。

血管
无异常血管钙化。

骨骼
成像中的胸椎、腰椎及盆腔内未见异常。股骨头、大粗隆和髋臼可见生长板，因骨化中心尚未融合，这符合该年龄段儿童的正常表现。

软组织
两侧腰大肌轮廓线可见。
腹壁软组织未见异常。

其他
尿道导尿管在原位。
未见 X 线致密异物影。
未见血管线、引流管及手术夹。

检查区
胆囊结石 / 肾结石：未见阳性结石。
肺底：未全部包括。
脊柱：正常。
股骨头：正常。

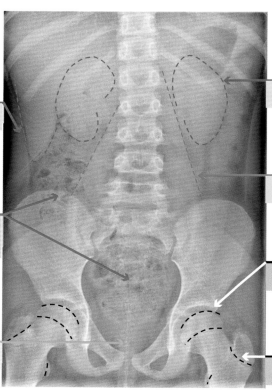

肝脏的 Riedel 肝叶

升结肠、乙状结肠 / 直肠的粪便残留

导尿管

正常肾轮廓

腰大肌轮廓

正常股骨头

未融合的生长中心

概要
　　本例 X 线片显示升结肠、乙状结肠远端和直肠内的中等量粪便残留。可见肝脏的正常变异，即 Riedel 肝叶。无肠梗阻或气腹的证据。

临床检查及处理
　　若患者临床有便秘，应评估目前用药并考虑使用泻药。应给予调整生活方式的建议，包括多喝水、摄入足够的膳食纤维及在临床许可下的适度锻炼。
　　若患者其他情况良好，则不需要进一步临床或影像检查。

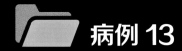

病例 13

　　一名 11 岁女童来到胃肠病科门诊做常规性定期随诊。主要既往病史为慢性便秘，为此服用过多种泻药。检查显示患者的血氧饱和度 98%，体温 36.7℃。心率 80 次 / 分，呼吸频率 20 次 / 分，血压 110/70mmHg。触诊腹部柔软，但有轻度膨隆伴轻度压痛，肠鸣音正常。

　　需拍摄腹部 X 线片以评估可能的肠梗阻。

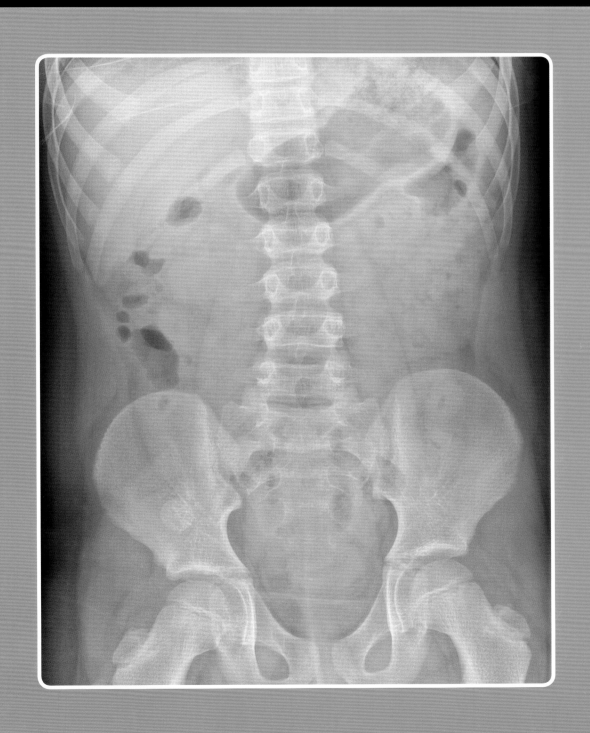

报告：顺行性结肠造口术

患者 ID 匿名。
投照体位 前后仰卧位。
旋转 无旋转。
穿透性 合适（棘突可见）。
投照范围 满意（向上可见前肋，向下可见耻骨下支）。

肠腔气体类型
肠腔气体类型正常。

肠壁
无结肠或小肠肠壁增厚或肠壁积气的证据。

气腹
无腹内游离气体的证据。

实质器官
实质器官轮廓正常，未见实质器官钙化。

血管
无异常血管钙化。

骨骼
成像中的胸椎、腰椎及盆腔内未见异常。股骨头、大粗隆和髋臼可见生长板，因骨化中心尚未融合，这符合该年龄段儿童的正常表现。

软组织
双侧腰大肌轮廓可见。
腹壁软组织未见异常。

其他
在右侧髂窝区可见一圆形 X 线致密影，结合慢性便秘史，它最有可能是顺行性结肠灌肠（ACE）造口的阻塞器。
未见血管导管、引流管或手术夹。

检查区
胆囊结石 / 肾结石：未见阳性结石。
肺底：未全部包括。
脊柱：正常。
股骨头：正常（生长板可见）。

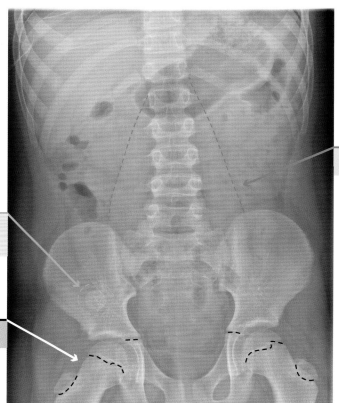

腰大肌轮廓

顺行性结肠灌肠造口的阻塞器

生长板

概要
　　本例 X 线片显示无肠梗阻的证据。右侧髂窝区的圆形 X 线致密影，最有可能是顺行性结肠灌肠造口的阻塞器。

临床检查及处理
　　应提供合适的镇痛和补液。
　　若患者其他情况良好，则不需要进一步临床或影像检查。
　　转诊至儿科相关专科团队有助于重新调整她的泻药管理。

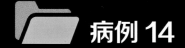

一名 12 岁女童因腹部膨隆、呕吐到急诊科就诊。可见她的经皮内镜下经胃空肠造瘘管在原位，用以控制严重的胃食管反流。检查显示患者的血氧饱和度 99%，体温 37.1℃。心率 90 次 / 分，呼吸频率 18 次 / 分，血压 120/80mmHg。触诊腹部柔软，肠鸣音正常。空肠造口部位干净，腹部稍有轻度弥漫性压痛，但无腹膜炎证据。尿试纸检测和妊娠试验均为阴性。

需拍摄腹部 X 线片以评估空肠造瘘管的位置及可能的肠梗阻。

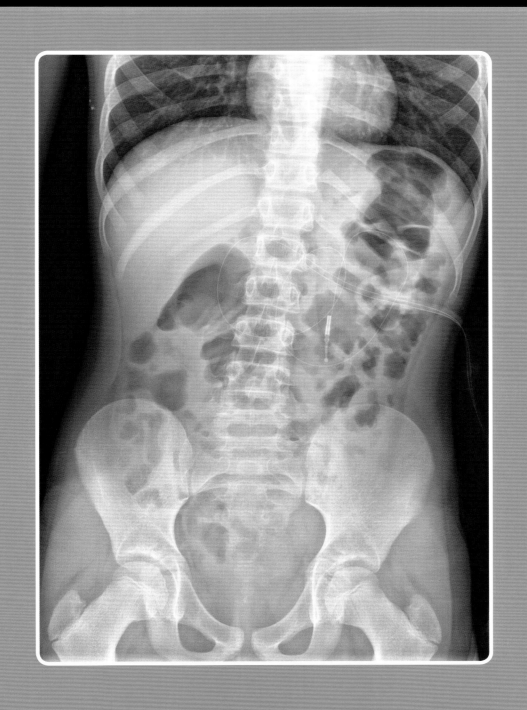

报告：经皮内镜下经胃空肠造口术

患者 ID　匿名。
投照体位　前后仰卧位。
旋转　无旋转。
穿透性　合适（棘突可见）。
投照范围　满意（向上可见前肋，向下可见耻骨下支）。

肠腔气体类型
肠腔气体类型正常。

肠壁
无结肠或小肠肠壁增厚或肠壁积气的证据。

气腹
无腹内游离气体的证据。

实质器官
实质器官轮廓正常，未见实质器官钙化。

血管
无异常血管钙化。

骨骼
成像中的胸椎、腰椎及盆腔内未见异常。股骨头、大粗隆和髋臼（Y形软骨）可见生长板，因骨化中心尚未融合，这符合该年龄段儿童的正常表现。

软组织
双侧腰大肌轮廓可见。
腹壁软组织未见异常。

其他
在左上腹部可见一个X线致密影端口和两条连接体内外的导管线影；较短的线尖端投影在胃，符合经皮内镜胃造口术；较长的线与预期的十二指肠走行一致，尖端投影在空肠近端，符合经皮内镜下经胃空肠造口术。
未见血管线、引流管及手术夹。

检查区
胆囊结石/肾结石：未见阳性结石。
肺底：正常。
脊柱：正常，骶骨尚未融合，这符合该年龄段儿童的正常表现。
股骨头：正常（生长板可见）。

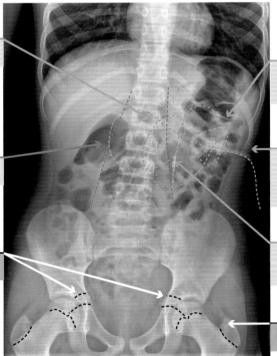

经皮内镜下经胃造瘘管尖端

腰大肌轮廓

Y形软骨

经皮内镜下经胃空肠造口术端口

经皮内镜下经胃空肠造口术（2根导管：1根通向胃，1根通向空肠）

经皮内镜下经胃空肠造瘘管尖端

生长板

概要
　　本例腹部X线片显示经皮内镜下经胃造瘘管和经皮内镜下经胃空肠造瘘管位置合适，虽然仅靠单一体位是不能确定的。肠气类型正常，无肠梗阻的证据。

临床检查及处理
　　应采用ABCDE步骤救治患者。
　　应提供合适的镇痛和补液。

　　患者应禁食，经皮内镜下经胃空肠造口术胃造口段可自由引流，并开始静脉输液。
　　应急诊血液检查，包括全血细胞计数、尿素和电解质、C反应蛋白、骨代谢指标物、肝功能检测、凝血功能、血气分析、血培养及交叉匹配血试验。
　　应请儿童普外科会诊，若无改善，应考虑CT增强检查。

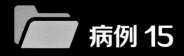

病例 15

一名 45 岁男性患者因腹部膨隆加剧到急诊科就诊。他超过 48h 无排气排便。既往史病无特殊。检查显示患者的血氧饱和度 97%，体温 37.6℃。心率 94 次 / 分，呼吸频率 20 次 / 分，血压 134/92mmHg。腹壁僵硬，有全腹压痛伴肠鸣音亢进。尿试纸检测未见异常。

需摄腹部 X 线片以评估可能的肠梗阻。

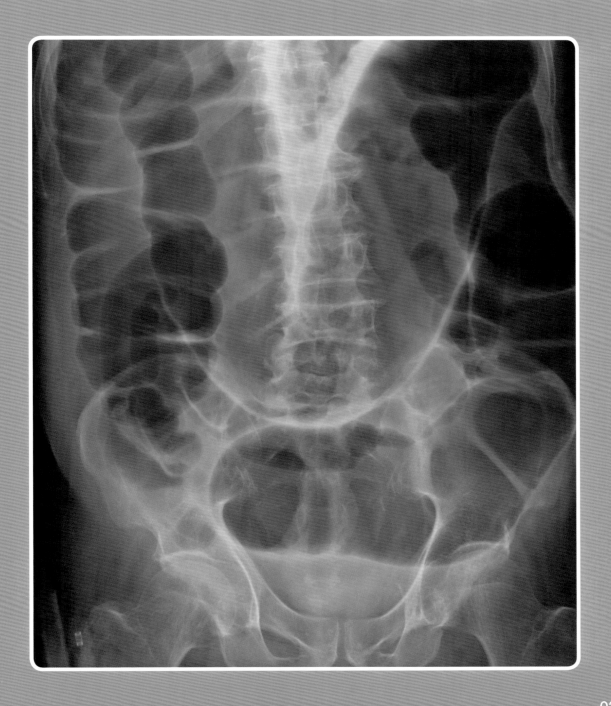

报告：大肠梗阻

患者 ID 匿名。
投照体位 前后仰卧位。
旋转 无旋转。
穿透性 合适（棘突可见）。
投照范围 不满意（未包括前肋）。

肠腔气体类型
腹部区可见多发具有结肠袋结构的扩张肠襻，符合大肠梗阻表现。
右下腹部区可见扩张的小肠肠襻。
直肠未见肠气。

肠壁
无结肠或小肠肠壁增厚或肠壁积气的证据。

气腹
无腹内游离气体的证据。

实质器官
实质器官轮廓正常，未见实质器官钙化。

血管
无异常血管钙化。

骨骼
腰椎退行性改变，L_1/L_2 水平侧方有骨赘，L_4/L_5 水平腰椎轻度向左侧弯；L_3 和 L_4 椎体高度减低，终板呈凹形，符合不确定时间的终板骨折。

软组织
双侧腰大肌轮廓可见。
腹壁软组织未见异常。

其他
未见 X 线致密异物影。
未见血管线、引流管及手术夹。

检查区
胆囊结石 / 肾结石：未见阳性结石。
肺底：未全部包括。
脊柱：退行性改变和终板骨折，如上所述。
股骨头：正常。

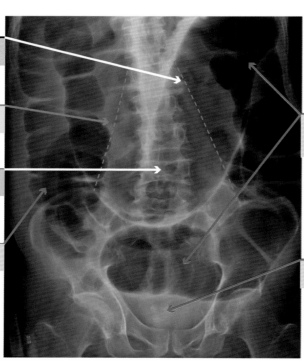

骨赘

腰大肌轮廓

高度减低

小肠襻扩张

升结肠、横结肠和降结肠扩张

直肠空虚

概要
　　本例 X 线片显示腹部多发具有结肠袋结构的扩张肠襻，符合大肠梗阻，此外还见一段扩张的小肠肠襻。小肠内无气体表明回盲瓣关闭功能正常，可造成闭襻梗阻。直肠内无肠气提示为远侧梗阻点。考虑到无既往腹部或盆腔手术，影像表现可能继发于良性或恶性狭窄。这种发生时间不确定的椎体终板骨折，可能与恶性肿瘤相关。

临床检查及处理
　　应采用 ABCDE 步骤救治患者。
　　应提供合适的镇痛和补液。
　　患者应禁食及插入鼻胃管引流，应开始静脉输液。
　　应急诊血液检查，包括全血细胞计数、尿素和电解质、C 反应蛋白、肝功能检测、骨代谢指标物、凝血功能、血气分析、血型及配血检查。
　　应紧急联系普外科团队，并应考虑做腹部 / 盆腔增强 CT 扫描，以便更好地显示解剖并做进一步的评估。
　　关于骨质改变，应进一步明确病史，并复习既往的影像。

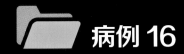

病例 16

一名 36 岁女性患者因轻度全腹痛 6 周就医。主要既往病史为 1 型糖尿病，曾有胆囊切除术；无吸烟史。检查显示患者的血氧饱和度 98%，体温 36.6℃。心率 65 次 / 分，呼吸频率 15 次 / 分，血压 120/68mmHg。触诊腹部柔软，轻度全腹压痛，肠鸣音正常。尿试纸检测未见异常，妊娠试验阴性。

需拍摄腹部 X 线片以评估可能的肠梗阻。

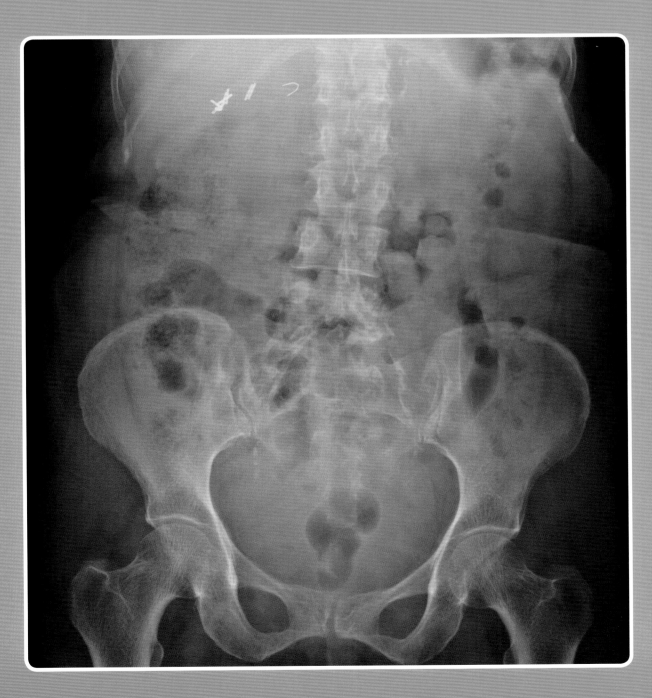

报告：胆囊切除术后的手术夹

患者 ID　匿名。
投照体位　前后仰卧位。
旋转　无旋转。
穿透性　合适（棘突可见）。
投照范围　满意（向上可见前肋，向下可见耻骨下支）。

肠腔气体类型
肠腔气体类型正常。
升结肠内有中等量粪便残留，横结肠内有硬粪便。

肠壁
无结肠或小肠肠壁增厚或肠壁积气的证据。

气腹
无腹内游离气体的证据。

实质器官
实质器官轮廓正常，未见实质器官钙化。

血管
右侧髂总动脉轻度钙化。

骨骼
成像中的腰椎中度退行性改变，L_5/S_1 水平为著；腰椎轻度向左凸侧弯。
成像中的骨骼未见骨折或骨质破坏病变。

软组织
两侧腰大肌轮廓线可见。
腹壁软组织未见异常。

其他
肝脏下面可见 X 线致密的手术夹，符合胆囊切除术后的手术夹。
未见血管线或引流管。

检查区
胆囊结石 / 肾结石：未见阳性结石。
肺底：未全部包括。
脊柱：中度退行性改变，L_5/S_1 水平为著。
股骨头：正常。

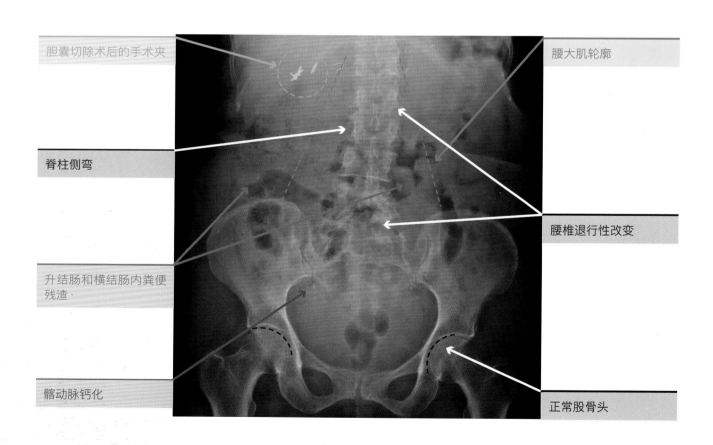

胆囊切除术后的手术夹　　　　腰大肌轮廓

脊柱侧弯

升结肠和横结肠内粪便残渣

腰椎退行性改变

髂动脉钙化

正常股骨头

概要
　　本例 X 线片显示无肠梗阻证据。升结肠内有中等量粪便残留，横结肠内有硬粪便。胆囊切除术后的手术夹、脊柱退行性改变、腰椎轻度向左凸侧弯为偶然的发现。

临床检查及处理
　　应提供合适的镇痛和补液。
　　若患者临床有便秘，应评估目前用药并考虑使用泻药。应给予调整生活方式的建议，包括多喝水、摄入足够的膳食纤维及在临床许可下的适度锻炼。

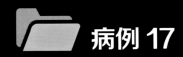

病例 17

　　一名 5 岁男童因腹胀加剧、伴恶心和呕吐到急诊科就诊。他近 24h 未排便。既往病史无特殊。检查显示患者的血氧饱和度 99%，体温 36.8℃。心率 150 次 / 分，呼吸频率 32 次 / 分，血压 95/50mmHg。腹部僵硬，全腹压痛，肠鸣音亢进。尿试纸检测未见异常。

　　需拍摄腹部 X 线片以评估可能的肠梗阻。

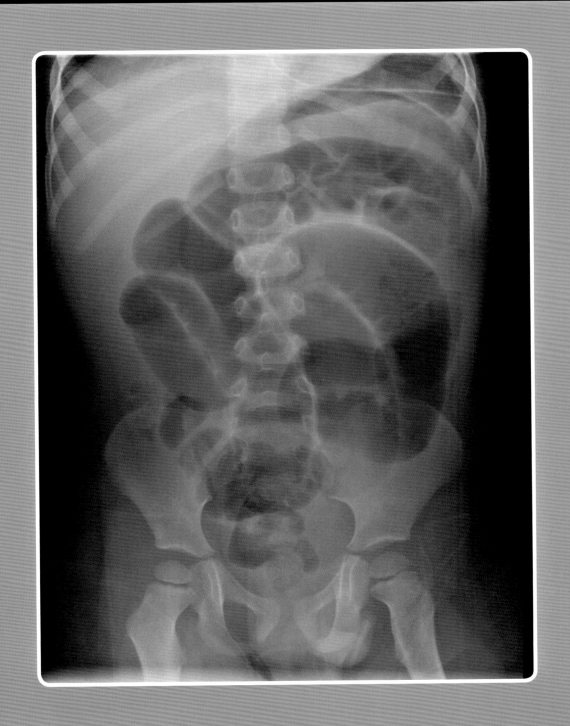

报告：小肠梗阻

患者 ID 匿名。
投照体位 前后仰卧位。
旋转 无旋转。
穿透性 合适（棘突可见）。
投照范围 满意（向上可见前肋，向下可见耻骨下支）。

肠腔气体类型
在腹部中央可见多个扩张的肠襻，符合小肠梗阻；数段（但非全部）扩张小肠肠襻正常类型的环状肠皱襞丧失。

肠壁
无结肠或小肠肠壁增厚或肠壁积气的证据。

气腹
无腹内游离气体的证据。

实质器官
右肾有几个小的不透射线密度投影，与肾结石一致。

血管
无异常血管钙化。

骨骼
成像中的胸椎、腰椎及盆腔内未见异常。
股骨头和髋臼可见生长板，因骨化中心尚未融合，这符合该年龄段儿童的正常表现。

软组织
双侧腰大肌轮廓未见，并无特异性，尤其在该年龄段儿童。
腹壁软组织未见异常。

其他
鼻胃管在原位，其尖端位于左上腹，在胃内。
未见血管线、引流管及手术夹。

检查区
胆囊结石/肾结石：未见阳性结石。
肺底：未全部包括。
脊柱：正常。
股骨头：正常（生长板可见）。

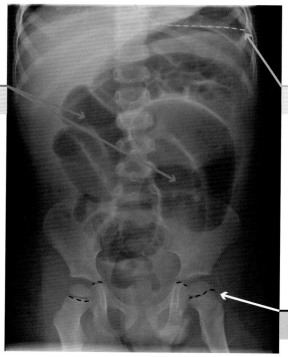

小肠扩张伴环状肠皱襞丧失　　鼻胃管　　生长板

概要
　　本例X线片显示腹部中央可见多个扩张的肠襻，部分肠管的正常环状肠皱襞丧失，符合小肠梗阻，虽然在X线片上未能找出梗阻的原因。一根鼻胃管在原位，尖端在胃内。

临床检查及处理
　　应采用ABCDE步骤救治患者。

应提供合适的镇痛和补液。
患者应禁食及插入鼻胃管引流，应开始静脉输液。
应急诊血液检查，包括全血细胞计数、尿素和电解质、C反应蛋白、肝功能检测、凝血功能、血气分析，并查血型和配血检查。
应紧急联系小儿外科团队，并应考虑做进一步的腹部/盆腔影像检查，以便更好地显示解剖并做进一步的病情评估。

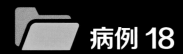

病例 18

一名 4 岁男童因腹痛加剧和腹胀到急诊科就诊。既往病史无特殊。检查显示患者的血氧饱和度 97%，体温 37.3℃。心率 152 次 / 分，呼吸频率 36 次 / 分，血压 120/75mmHg。腹部僵硬伴全腹压痛，肠鸣音亢进。尿试纸检测未见异常。

需拍摄腹部 X 线片以评估可能的肠梗阻。

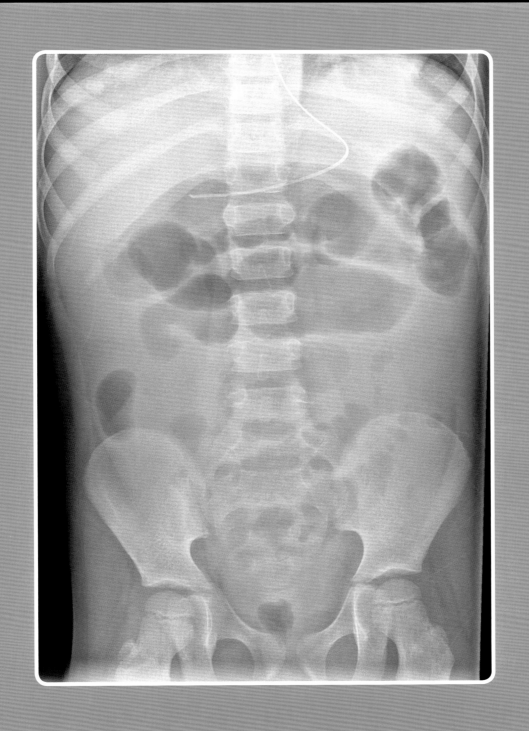

报告：肠梗阻

患者 ID　匿名。
投照体位　前后仰卧位。
旋转　无旋转。
穿透性　合适（棘突可见）。
投照范围　满意（向上可见前肋，向下可见耻骨下支）。

肠腔气体类型
在腹部中央可见多个扩张的肠襻，提示肠梗阻。

肠壁
无结肠或小肠肠壁增厚或肠壁积气的证据。

气腹
无腹内游离气体的证据。

实质器官
实质器官轮廓正常，未见实质器官钙化。

血管
无异常血管钙化。

骨骼
成像中的胸椎、腰椎及盆腔内未见异常。
股骨头和髋臼可见生长板，因骨化中心尚未融合，这符合该年龄段儿童的正常表现。

软组织
两侧腰大肌轮廓线可见。
腹壁软组织未见异常。

其他
鼻胃管在原位，其尖端位于右上腹，在胃窦内。
未见血管线、引流管及手术夹。

检查区
胆囊结石 / 肾结石：未见阳性结石。
肺底：在右肺底可见 X 线致密影，其意义不确定。
脊柱：正常。
股骨头：正常（生长板可见）。

右肺底致密影	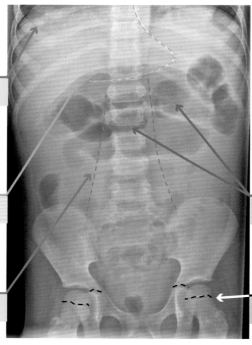	
鼻胃管		肠管扩张
腰大肌轮廓		生长板

概要
　　本例 X 线片显示腹部中央多个扩张的肠襻，符合可能的小肠梗阻，虽然在 X 线片上未能找出梗阻的原因。鼻胃管在原位，其位置可能调整略回退。右肺底致密影，意义不确定，为偶然发现。

临床检查及处理
　　应采用 ABCDE 步骤救治患者。
　　应提供合适的镇痛和补液。
　　患者应禁食及插入鼻胃管引流，应开始静脉输液。
　　应急诊血液检查，包括全血细胞计数、尿素和电解质、C 反应蛋白，肝功能检测、凝血功能、血气分析，血型和配血检查。假设右肺基底的 X 线致密影表现为新出现，应行胸部 X 线做进一步评估。
　　应紧急联系小儿外科团队，并应考虑做腹部 / 盆腔放射学影像扫描，以便更好地显示解剖并做进一步的评估。

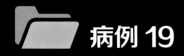

病例 19

一名 21 岁女性患者因全腹痛 2 天并加剧而到急诊科就诊。患者当时无排便，感觉恶心但无呕吐；未服用泻药。主要既往病史为囊性纤维化，病情控制良好；无吸烟史。检查显示患者的血氧饱和度 97%，体温 37.2℃。心率 75 次 / 分，呼吸频率 12 次 / 分，血压 115/65mmHg。胸部叩诊清音，呼吸音清。腹部轻度膨隆，有全腹部压痛伴肌紧张，肠鸣音正常。尿试纸检测未见异常，妊娠试验阴性。

需拍摄腹部 X 线片以评估可能的肠梗阻。

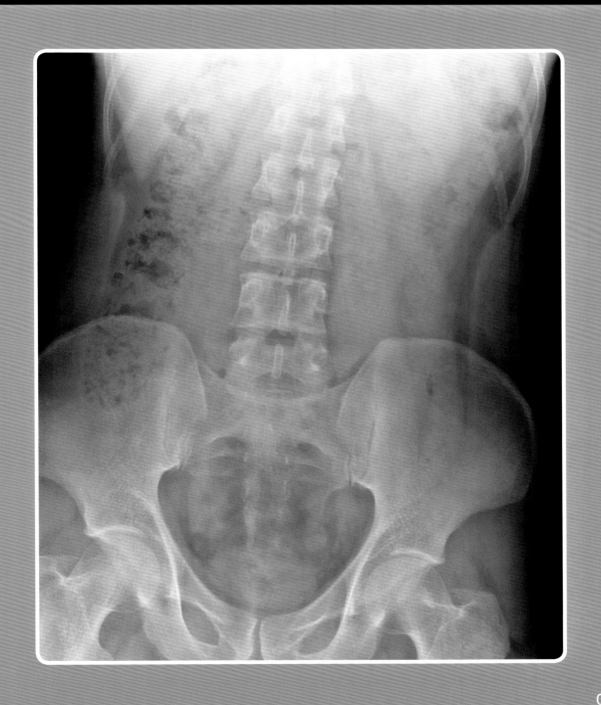

报告：粪便残渣

患者 ID 匿名。
投照体位 前后仰卧位。
旋转 无旋转。
穿透性 合适（棘突可见）。
投照范围 满意（向上可见前肋，向下可见耻骨下支）。

肠腔气体模式
肠腔有少量肠气，但未见肠梗阻。中等量粪便残渣主要位于升结肠，横结肠和降结肠内也可见；直肠相对空虚。

肠壁
无结肠或小肠肠壁增厚或肠壁积气的证据。

气腹
无腹内游离气体的证据。

实质器官
实质器官轮廓正常，未见实质器官钙化。

血管
无异常血管钙化。

骨骼
成像中的胸椎、腰椎及盆腔内未见异常。

软组织
两侧腰大肌轮廓线可见。
腹壁软组织未见异常。

其他
未见 X 线致密异物影。
未见血管线、引流管及手术夹。

检查区
胆囊结石／肾结石：未见阳性结石。
肺底：正常。
脊柱：正常。
股骨头：正常。

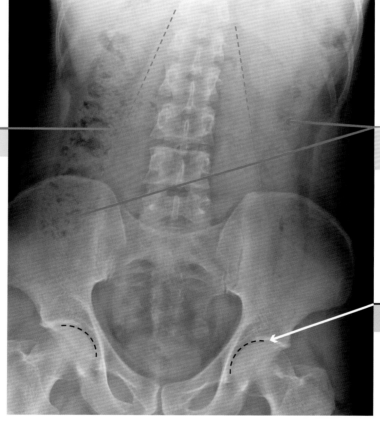

腰大肌轮廓

盲肠至降结肠内粪便残留

正常股骨头

概要
　　本例 X 线片显示中等量粪便残渣主要位于升结肠，横结肠和降结肠内也可见。无肠梗阻或气腹的证据。

临床检查及处理
　　若患者临床有便秘，应评估目前用药并考虑使用泻药。应给予调整生活方式的建议，包括多喝水、摄入足够的膳食纤维及在临床许可下的适度锻炼。若患者其他情况良好，则不需要进一步临床或影像检查。

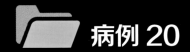

病例 20

一名 30 岁女性患者因右腰疼痛并放射至腹股沟到急诊科就诊。既往病史无特殊；无吸烟史。检查显示患者的血氧饱和度 99%，体温 37.1℃。心率 90 次 / 分，呼吸频率 18 次 / 分，血压 120/80mmHg。触诊腹部柔软，右胁腹部有压痛，肠鸣音正常。尿隐血 +++，妊娠试验阴性。

需拍摄腹部 X 线片以评估可能的肾结石。

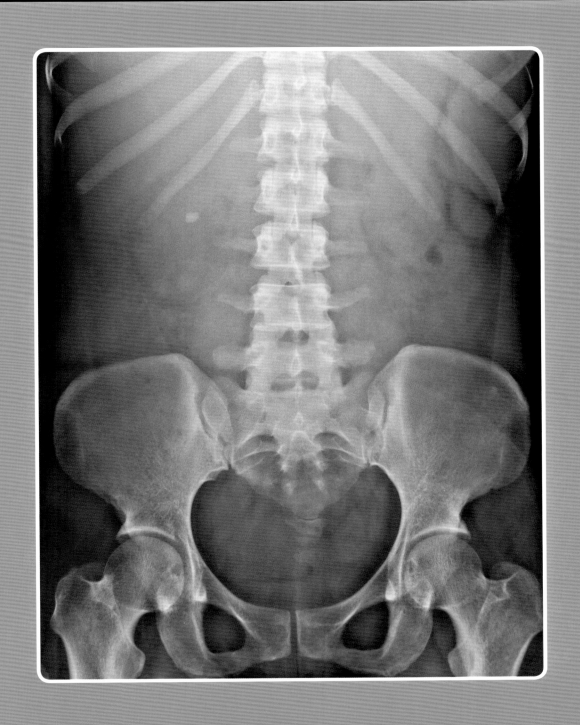

报告：右肾结石

患者 ID　匿名。
投照体位　前后仰卧位。
旋转　无旋转。
穿透性　合适（棘突可见）。
投照范围　满意（向上可见前肋，向下可见耻骨下支）。

肠腔气体模式
肠腔内有少量肠气，无特异性。

肠壁
无结肠或小肠肠壁增厚或肠壁积气的证据。

气腹
无腹内游离气体的证据。

实质器官
在右肾上极见一个边缘清楚的 X 线致密影，符合肾结石。

血管
无异常血管钙化。

骨骼
成像中的胸椎、腰椎及盆腔内未见异常。

软组织
两侧腰大肌轮廓线可见。
腹壁软组织未见异常。

其他
未见 X 线致密异物影。
未见血管线、引流管及手术夹。

检查区
胆囊结石 / 肾结石：右肾上极结石可能。
肺底：未全部包括。
脊柱：正常。
股骨头：正常。

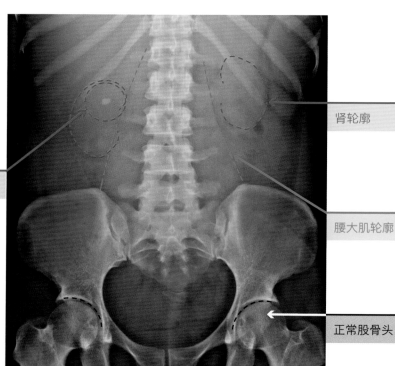

肾轮廓

肾结石

腰大肌轮廓

正常股骨头

概要

本例 X 线片显示右肾上极一个边缘清楚的 X 线致密影。结合病史，最有可能的诊断为肾结石。其他的鉴别诊断包括动脉钙化、淋巴结钙化或在扩张胆囊内的阳性胆石。肠腔内有少量肠气，无特异性。

临床检查及处理

应采用 ABCDE 步骤救治患者。
应提供合适的镇痛和补液。

应急诊血液检查，包括全血细胞计数、尿素和电解质、C 反应蛋白、肝功能检测、血气分析及骨代谢指标物。

患者应作急性肾损伤的评估；若存在，最初的泌尿系统超声检查有利于评估肾盂积水。

小结石可能会自然排出，但需要转诊至泌尿科做可能的进一步评估和随访。

双肾、输尿管及膀胱的 CT 扫描能更好地显示解剖结构。

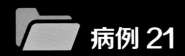

病例 21

一名 35 岁女性患者因腹部绞痛到急诊科就诊。主要既往病史为克罗恩病；无吸烟史。检查显示患者的血氧饱和度 99%，体温 36.6℃，心率 85 次 / 分，呼吸频率 18 次 / 分，血压 118/66mmHg。触诊腹部柔软，轻度全腹压痛，肠鸣音正常。有回肠造瘘口，看起来是健康的，袋内容物正常。尿试纸检测未见异常，妊娠试验阴性。

需拍摄腹部 X 线片以评估可能的肠梗阻。

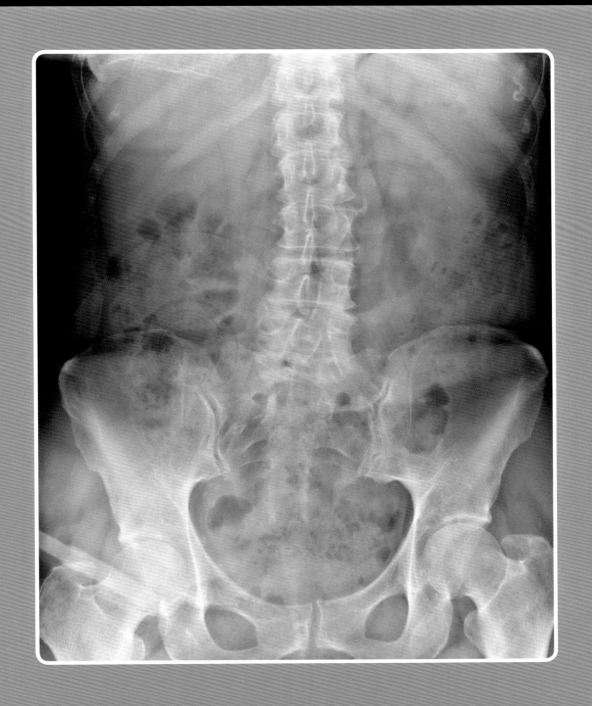

报告：回肠造瘘

患者 ID　匿名。
投照体位　前后仰卧位。
旋转　无旋转。
穿透性　合适（棘突可见）。
投照范围　满意（向上可见前肋，向下可见耻骨下支）。

肠腔气体类型
肠腔气体类型正常。
全大肠内有少量至中等量粪便残渣。

肠壁
无结肠或小肠肠壁增厚或肠壁积气的证据。

气腹
无腹内游离气体的证据。

实质器官
实质器官轮廓正常，未见实质器官钙化。

血管
无异常血管钙化。

骨骼
可见腰椎轻度向左凸侧弯，中心位于 L_2/L_3 水平。
成像中的骨骼未见骨折或骨质破坏病变。

软组织
两侧腰大肌轮廓线可见。

腹壁软组织未见异常。

其他
在右侧髂窝区可见一圆形 X 线致密影，符合回肠造瘘口；在此之上，有一弧线形 X 线致密影位于患者外侧，符合回肠造瘘袋。
在右下部有一高密度影，为体外伪影。

检查区
胆囊结石 / 肾结石：未见阳性结石。
肺底：未全部包括。
脊柱：可见腰椎向左凸侧弯，中心位于 L_2/L_3 水平。
股骨头：正常。

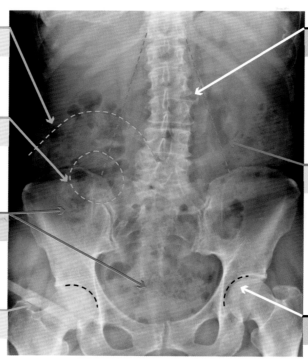

回肠造瘘袋

回肠造瘘

结肠内粪便残留

体外伪影

脊柱侧弯

腰大肌轮廓

正常股骨头

概要
　　本例 X 线片显示回肠造瘘。也显示全大肠少量至中等量粪便残渣。无肠梗阻的证据。中心位于 L_3 椎体的脊柱侧弯为偶然的发现。

临床检查及处理
　　应提供合适的镇痛和补液。

　　应急诊血液检查，包括全血细胞计数、尿素和电解质、C 反应蛋白、肝功能检测、淀粉酶、血气分析及骨代谢指标物。
　　患者可能是克罗恩病的突然发作，需要进一步检查。
　　可考虑行腹部 / 盆腔增强 CT 扫描进一步评价腹部，并应请外科 / 胃肠科介入。

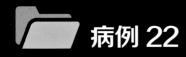

病例 22

一名 55 岁男性患者因左侧髂窝疼痛 4 天、拉伸时加重到急诊科就诊。既往病史无特殊；无吸烟史。检查显示患者的血氧饱和度 99%，体温 37.1℃，心率 80 次 / 分，呼吸频率 15 次 / 分，血压 120/65mmHg。触诊腹部柔软，左侧髂窝压痛，肠鸣音正常。尿试纸检测未见异常。

需拍摄腹部 X 线片以评估可能的肠梗阻。

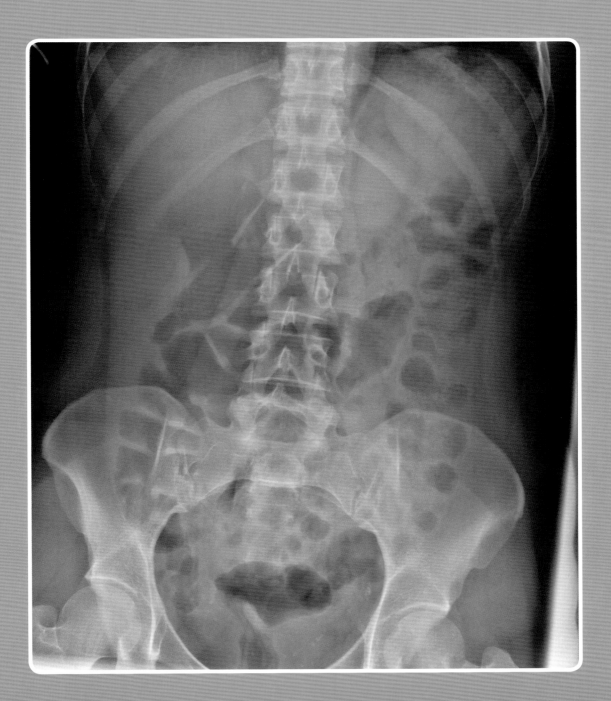

报告：正常

患者 ID　匿名。
投照体位　前后仰卧位。
旋转　无旋转。
穿透性　合适（棘突可见）。
投照范围　不满意（耻骨下支未包括）。

肠腔气体类型
肠腔气体类型正常。

肠壁
无结肠或小肠肠壁增厚或肠壁积气的证据。

气腹
无腹内游离气体的证据。

实质器官
实质器官轮廓正常，未见实质器官钙化。

血管
无异常血管钙化。

骨骼
成像中的胸椎、腰椎及盆腔内未见异常。

软组织
两侧腰大肌轮廓线可见。
腹壁软组织未见异常。

其他
未见 X 线致密异物影。
未见血管线、引流管及手术夹。

检查区
胆囊结石 / 肾结石：未见阳性结石。
肺底：未全部包括。
脊柱：正常。
股骨头：正常。

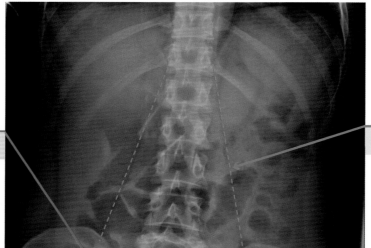

正常肠腔气体类型　　　　　　　　腰大肌轮廓

直肠积气　　　　　　　　　　　　正常股骨头

概要
　　本例 X 线片显示腹部正常，未见肠梗阻的证据。

临床检查及处理
　　应提供合适的镇痛和补液。
　　血液检查，包括全血细胞计数、尿素和电解质、肝功能检测、淀粉酶、骨代谢指标物、血气分析和 C 反应蛋白。
　　无明确的腹部 X 线异常表现可解释患者的腹痛。应寻求外科的介入，并考虑腹部 / 盆腔增强 CT 扫描或乙状结肠镜检查。

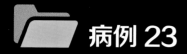

病例 23

　　一名 20 岁男性患者因全腹痛 3 周就医。既往病史无特殊；无吸烟史。检查显示患者的血氧饱和度 98％，体温 36.6℃。心率 65 次/分，呼吸频率 14 次/分，血压 120/72mmHg。腹部僵直，全腹部压痛，肠鸣音正常。尿试纸检测未见异常。

　　需拍摄腹部 X 线片以评估可能的肠梗阻。

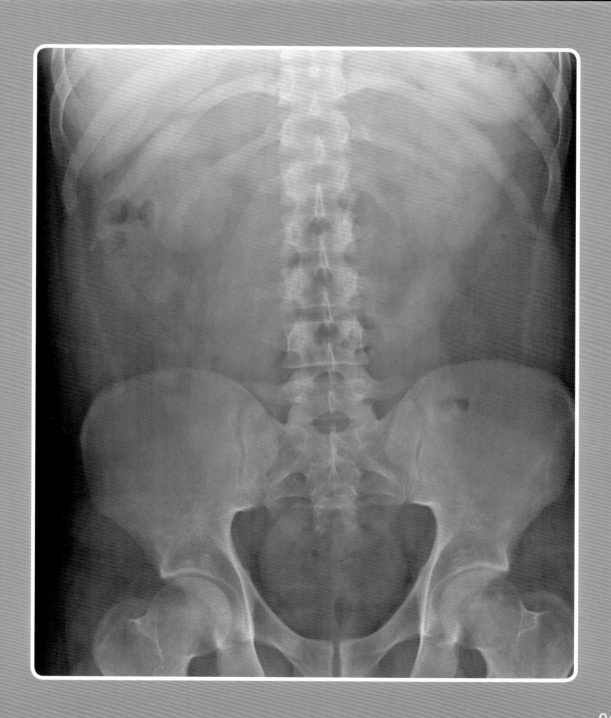

报告：正常

患者 ID 匿名。
投照体位 前后仰卧位。
旋转 无旋转。
穿透性 合适（棘突可见）。
投照范围 不满意（耻骨联合和耻骨下支未全部包括）。

肠腔气体类型
肠腔气体类型正常。

肠壁
无结肠或小肠肠壁增厚或肠壁积气的证据。

气腹
无腹内游离气体的证据。

实质器官
实质器官轮廓正常，未见实质器官钙化。

血管
无异常血管钙化。

骨骼
成像中的胸椎、腰椎及盆腔内未见异常。

软组织
两侧腰大肌轮廓线可见。
腹壁软组织未见异常。

其他
未见 X 线致密影。未见管线、引流管及手术夹。

检查区
胆囊结石／肾结石：未见阳性结石。
肺底：正常（右肺基底显示不佳）。
脊柱：正常。
股骨头：正常。

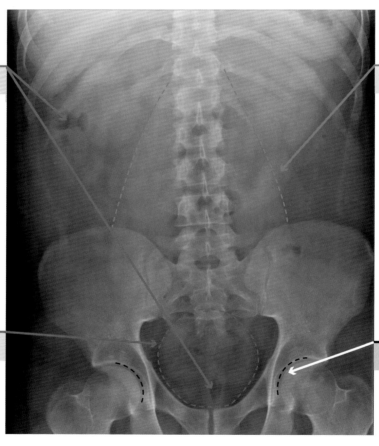

正常肠腔气体类型　　　　　　　　　腰大肌轮廓

膀胱　　　　　　　　　　　　　　　正常股骨头

概要
　　本例 X 线片显示腹部正常，未见肠梗阻的证据。

临床检查及处理
　　应提供合适的镇痛和补液。
　　血液检查，包括全血细胞计数、尿素和电解质、肝功能检测、淀粉酶、骨代谢指标物、血气分析和 C 反应蛋白。
　　无明确的腹部 X 线异常表现可解释患者的腹痛。应寻求外科的介入，并考虑腹部／盆腔增强 CT 扫描或乙状结肠镜检查。

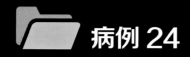

病例 24

一名 17 岁女性患者因轻度、间歇性左侧腹痛就医。她最近还注意到内衣上有一些污迹。既往病史无特殊；无吸烟史。她目前性生活活跃，有放置宫内节育器。检查显示患者的血氧饱和度 99%，体温 36.8℃。心率 70 次 / 分，呼吸频率 14 次 / 分，血压 115/62mmHg。触诊腹部柔软，轻度全腹压痛，肠鸣音正常。尿试纸检测未见异常，妊娠试验阴性。

需拍摄腹部 X 线片以评估可能的肠梗阻。

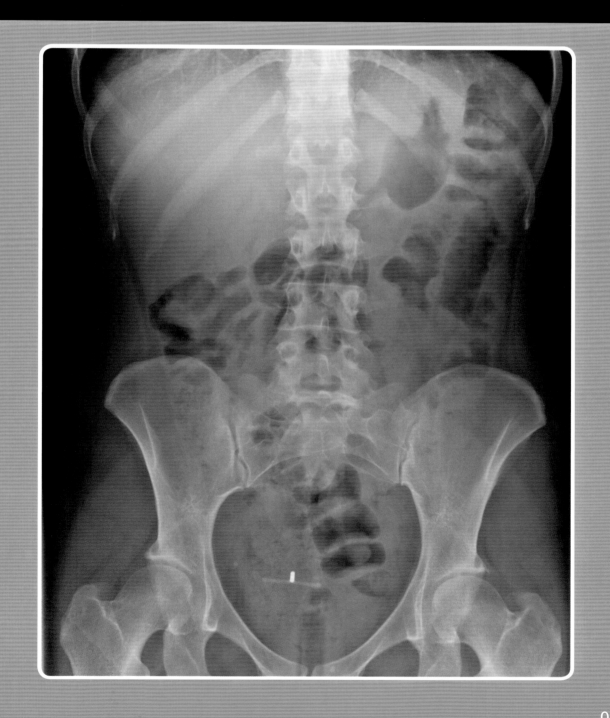

报告：宫腔内避孕器和卫生棉条

患者 ID　匿名。
投照体位　前后仰卧位。
旋转　无旋转。
穿透性　合适（棘突可见）。
投照范围　不满意（耻骨联合、耻骨下支未全部包括）。

肠腔气体类型
肠腔气体类型正常。

肠壁
无结肠或小肠肠壁增厚或肠壁积气的证据。

气腹
无腹内游离气体的证据。

实质器官
实质器官轮廓正常，未见实质器官钙化。

血管
无异常血管钙化。

骨骼
成像中的胸椎、腰椎及盆腔内未见异常。

软组织
两侧腰大肌轮廓线可见。
腹壁软组织未见异常。

其他
在骨盆区可见一个 X 线致密影，符合宫内节育器；在下骨盆区可见一个透亮影，符合阴道内卫生棉条。未见血管线、引流管及手术夹。

检查区
胆囊结石 / 肾结石：未见阳性结石。
肺底：正常。
脊柱：正常。
股骨头：正常。

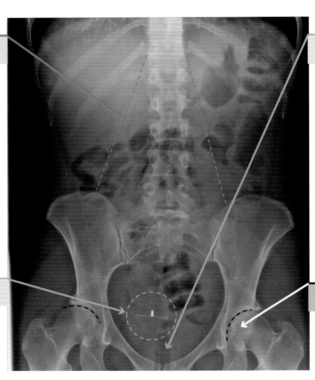

腰大肌轮廓　　卫生棉条
宫内节育器　　正常股骨头

概要
　　本例 X 线片显示腹部正常，无肠梗阻的证据。在骨盆区可见宫内节育器。阴道卫生棉条为偶然的发现。

临床检查及处理
　　应提供合适的镇痛和补液。
　　血液检查，包括全血细胞计数、尿素和电解质、肝功能检测、骨代谢指标物、淀粉酶、血气分析及 C 反应蛋白。

　　无明确的腹部 X 线异常表现可解释患者的腹痛。若患者其他情况良好，血液检测也令人放心，患者应该继续在社区接受监测，以评估症状的进展。
　　若宫内节育器为 Mirena 环（曼月乐避孕环），内衣上的污迹可能与此相关。
　　若患者症状无好转，应考虑行包括经阴道扫描的盆腔超声检查。
　　还应考虑阴道三拭子进一步评估可能的盆腔炎性疾病。

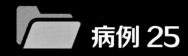
一名 28 岁患者女性因右侧腹痛加剧到肾内科门诊就诊。主要既往病史为肾衰竭，行腹膜透析；无吸烟史。检查显示患者的血氧饱和度 97%，体温 39℃。心率 109 次 / 分，呼吸频率 22 次 / 分，血压 120/68mmHg。腹部僵硬，全腹部压痛，肠鸣音正常。尿试纸检测未见异常，妊娠试验阴性。

需拍摄腹部 X 线片以评估可能的肠梗阻。

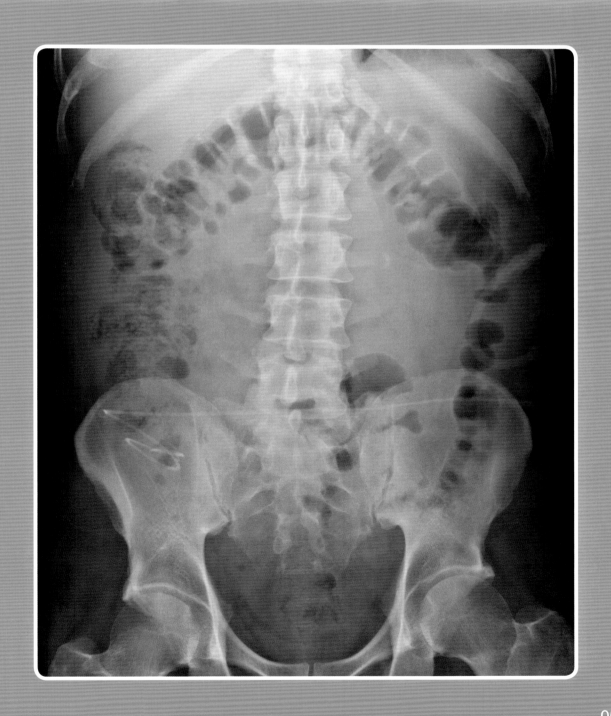

报告：腹膜透析导管

患者 ID　匿名。
投照体位　前后仰卧位。
旋转　无旋转。
穿透性　合适（棘突可见）。
投照范围　不满意（耻骨联合、耻骨下支未包括）。

肠腔气体类型
肠腔气体类型正常。
升结肠、直肠内少量粪便残留。

肠壁
无结肠或小肠肠壁增厚或肠壁积气的证据。

气腹
无腹内游离气体的证据。

实质器官
实质器官轮廓正常，未见实质器官钙化。

血管
无异常血管钙化。

骨骼
成像中的胸椎、腰椎及盆腔内未见异常。

软组织
两侧腰大肌轮廓线可见。

腹壁软组织未见异常。

其他
可见一条 X 线致密线影自腹部左侧横行跨过，其尖端位于右髂窝区，符合已知的腹膜透析导管；在视野外的腹膜透析管已中断。
未见血管线、引流管及手术夹。

检查区
胆囊结石 / 肾结石：未见阳性结石。
肺底：未全部包括。
脊柱：正常。
股骨头：正常。

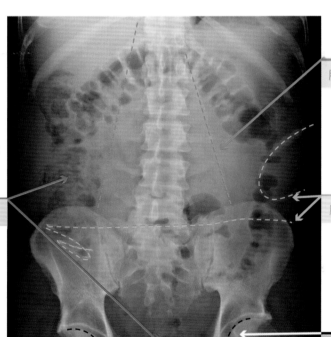

腰大肌轮廓

升结肠和直肠内粪便残留

腹膜透析导管

正常股骨头

概要
　　本例 X 线片显示腹膜透析导管，其尖段位于右侧髂窝区。无气腹的证据。

临床检查及处理
　　患者应住院治疗，采用 ABCDE 步骤救治。
　　应提供合适的镇痛和补液。

　　应急诊血液检查，包括全血细胞计数、尿素和电解质、肝功能检测、淀粉酶、骨代谢指标物、血培养、血气分析及 C 反应蛋白。应送检做腹膜液培养。
　　患者应禁食，并开始静脉输液，使用广谱抗生素。
　　无明确的腹部 X 线异常表现可解释患者的腹痛。应请普外科团队及肾内科团队会诊，以优化患者的透析处理方案。

（病例 1 ～ 25　罗晓捷，译）

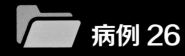

病例 26

一名 13 个月的男婴儿因腹泻、呕吐 2 天、腹痛加剧而被送至急诊科。既往病史无特殊。检查显示患儿的血氧饱和度 98%，体温 38.3℃，心率 150 次 / 分，呼吸频率 35 次 / 分。触诊腹部柔软，全腹压痛，肠鸣音正常。尿试纸检测未见异常。

需拍摄腹部 X 线片以评估可能的肠梗阻。

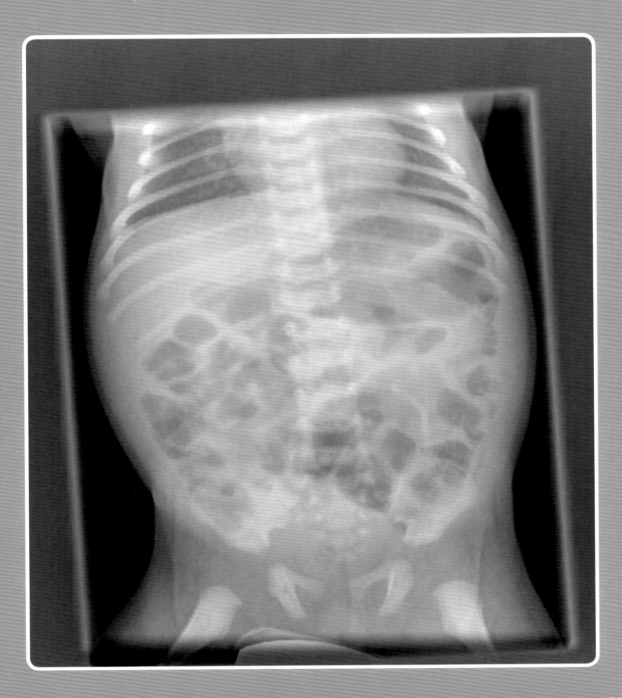

报告：正常的儿童腹部 X 线片

患者 ID　匿名。
投照体位　前后仰卧位。
旋转　无旋转。
穿透性　合适（棘突可见）。
投照范围　满意（向上可见前肋，向下可见耻骨下支）。

肠腔气体类型
肠腔内气体类型正常。

肠壁
无结肠或小肠肠壁增厚或壁间积气的证据。

气腹
无腹内游离气体的证据。

实质脏器
实质器官轮廓正常，未见实质器官钙化。

血管
无异常的血管钙化。

骨骼
成像中的胸椎、腰椎及盆骨骨质未见异常。

软组织
双侧腰大肌的轮廓未见，这并无特异性，尤其是在这个年龄的婴儿。腹壁软组织未见异常。

其他
性腺区有 X 线防护遮挡物。
未见血管线、引流管及手术夹。

检查区
胆囊结石／肾结石：未见阳性结石。
肺底：正常。
脊柱：正常（椎体间软骨可见）。
股骨头：正常（生长板可见）。

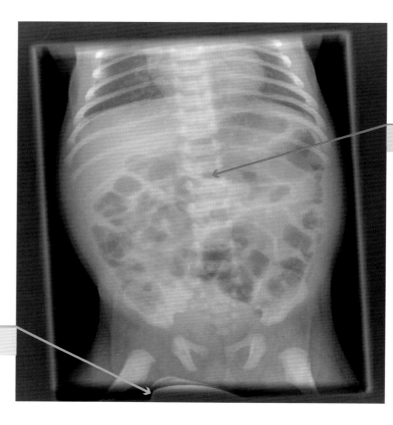

正常肠腔气体类型

性腺遮挡物

概要
　　本例 X 线片显示正常的腹部表现，无肠梗阻的证据。

临床检查及处理
　　应采用 ABCDE 步骤救治患儿。
　　应提供合适的镇痛和补液。

　　应急诊血液检查，包括全血细胞计数、尿素和电解质、C 反应蛋白、血气分析。
　　考虑到患儿有发热以及腹泻和呕吐病史，而其他方面良好，最可能的诊断是胃肠炎。治疗主要包括补液（可口服、鼻胃管或静脉输液，取决于临床情况）和对症处理（如有发热等症状）。

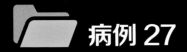

病例 27

一名 40 岁男性患者因腹痛加重到急诊科就诊。既往病史无特殊；无吸烟史。检查显示患者的血氧饱和度 96%，体温 37.4℃，心率 88 次 / 分，呼吸频率 28 次 / 分，血压 128/76mmHg。触诊腹壁紧张，全腹压痛，肠鸣音正常。尿试纸检测未见异常。

需拍摄腹部 X 线片以评估可能的肠梗阻。

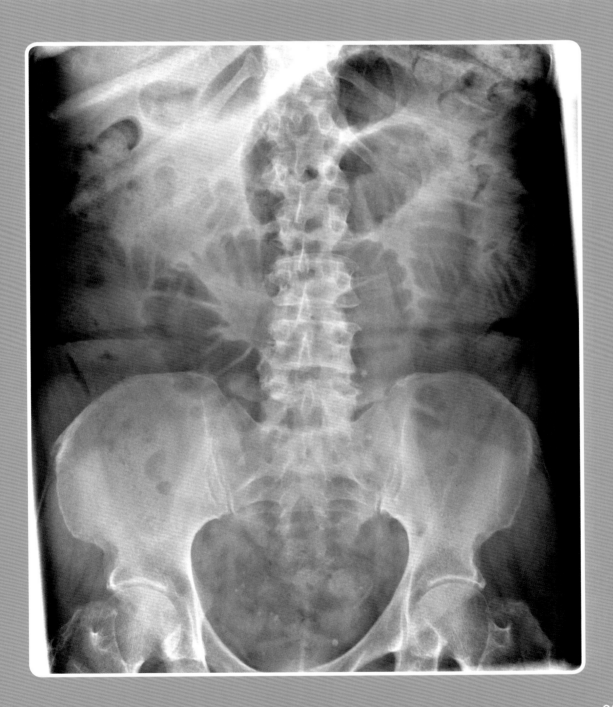

报告：小肠梗阻

患者 ID　匿名。
投照体位　前后仰卧位。
旋转　无旋转。
穿透性　合适（棘突可见）。
投照范围　不满意（耻骨联合和耻骨下支未包括）。

肠腔气体类型
在腹部中央和左上腹区见多个扩张的肠襻，呈现环状肠皱襞，符合小肠梗阻。

肠壁
无结肠或小肠肠壁增厚或壁间积气的证据。

气腹
无腹内游离气体的证据。

实质脏器
实质器官轮廓正常，未见实质器官钙化。

血管
无异常的血管钙化。

骨骼
下腰椎轻度的退行性改变，伴骨赘形成。

软组织
双侧腰大肌轮廓线可见；腹壁软组织未见明显异常。

其他
骨盆区见多个圆形的 X 线致密影，符合静脉石。
未见 X 线致密异物影，未见血管线、引流管及手术夹。

检查区
胆囊结石 / 肾结石：未见阳性结石。
肺底：未全部包括。
脊柱：轻度退行性改变。
股骨头：正常。

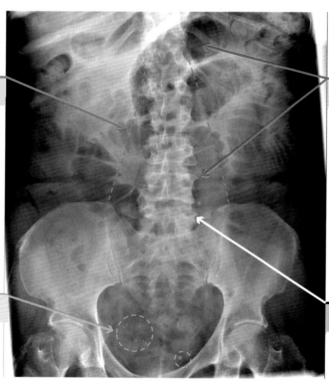

腰大肌轮廓

小肠扩张伴环形肠皱襞

静脉石

脊柱退行性改变

概要
　　本例 X 线片显示腹部中央和左上腹区有多个扩张的伴环状肠皱襞的肠襻，符合小肠梗阻，虽然在 X 线片上未能找出梗阻的原因。轻度脊柱退行性改变及盆腔静脉石为偶然的发现。

临床检查及处理
　　应采用 ABCDE 步骤救治患者。

应提供合适的镇痛和补液。
　　患者应禁食及插入鼻胃管引流以降低小肠压力，应开始静脉输液。
　　应急诊血液检查，包括全血细胞计数、尿素和电解质、C 反应蛋白，肝功能检测、凝血功能、血气分析，血型和配血检查。
　　应紧急联系普外科团队，并应考虑做腹部 / 盆腔增强 CT 扫描，以便更好地显示解剖并做进一步的评估。

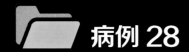
病例 28

一名 34 岁女性患者因急性全腹痛到急诊科就诊。在过去的 3 天里，她有恶心伴呕吐加剧，呕吐物呈胆汁色。主要既往史为 6 个月前曾有过阑尾切除手术；无吸烟史。查体显示患者的血氧饱和度 99%，体温 36.8℃，心率 94 次／分钟，呼吸频率 24 次／分，血压 120/68mmHg。触诊腹部有腹膜刺激征象并伴有肠鸣音亢进。尿试纸检测未见异常，妊娠试验阴性。

需拍摄腹部 X 线片以评估可能的肠梗阻。

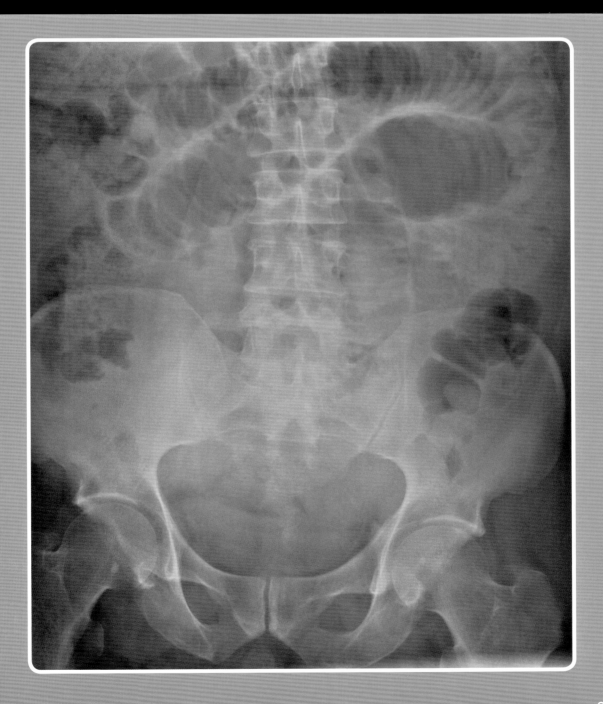

报告：小肠梗阻

患者 ID　匿名。
投照体位　前后仰卧位。
旋转　无旋转。
穿透性　合适（棘突可见）。
投照范围　不满意（前部肋骨未包括）。

肠腔气体类型
在腹部中央见多个扩张的肠襻，显示环状肠皱襞，符合小肠梗阻。结肠内有少量粪便残渣。

肠壁
无结肠或小肠肠壁增厚或壁间积气的证据。

气腹
无腹内游离气体的证据。

实质脏器
实质器官轮廓正常，未见实质器官钙化。

血管
无异常的血管钙化。

骨骼
下腰椎轻度退行性改变。
右股骨头有良性骨岛。
成像中的骨骼未见骨折或骨质破坏改变。

软组织
双侧腰大肌轮廓线可见；腹壁软组织未见明显异常。

其他
未见 X 线致密异物影，未见血管线、引流管及手术夹。

检查区
胆囊结石 / 肾结石：未见阳性结石。
肺底：未全部包括。
脊柱：下腰椎轻度退行性改变。
股骨头：正常。

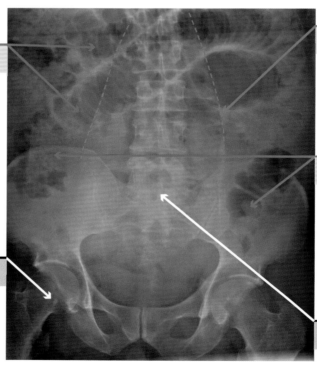

小肠扩张伴环状肠皱襞

腰大肌轮廓

结肠内粪便残渣

骨岛

退行性改变

概要
　　本例 X 线片显示腹部中央有多个扩张的伴环状肠皱襞的肠襻，符合小肠梗阻。虽然在 X 线片上未能找出梗阻的原因，推测可能是继发于既往手术的粘连。下腰椎轻度退行性改变及股骨头骨岛为偶然的发现。

临床检查及处理
　　应采用 ABCDE 步骤救治患者。
　　应提供合适的镇痛和补液。

　　患者应禁食及插入鼻胃管引流以降低小肠压力，应开始静脉输液。
　　应急诊血液检查，包括全血细胞计数、尿素和电解质、骨代谢指标物、C 反应蛋白，肝功能检测、凝血功能、血气分析，血型和配血检查。
　　应紧急联系普外科团队，并应考虑做腹部 / 盆腔增强 CT 扫描，以便更好地显示解剖并做进一步的评估。
　　在初次检查中的关节炎改变如有症状，应建议患者改变生活方式和止痛等处理。

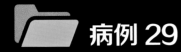

病例 29

一名 16 岁女性患者因腹部及背部疼痛到急诊科就诊。主要既往病史为坐骨神经痛；无吸烟史。检查显示患者的血氧饱和率 97%，体温 36.6℃，心率 84 次 / 分，呼吸频率 20 次 / 分，血压 110/62mmHg。触诊腹部柔软，有轻度弥漫性压痛，肠鸣音正常。尿试纸检测未见异常，妊娠试验阴性。

需拍摄腹部 X 线片以评估可能的肠梗阻。

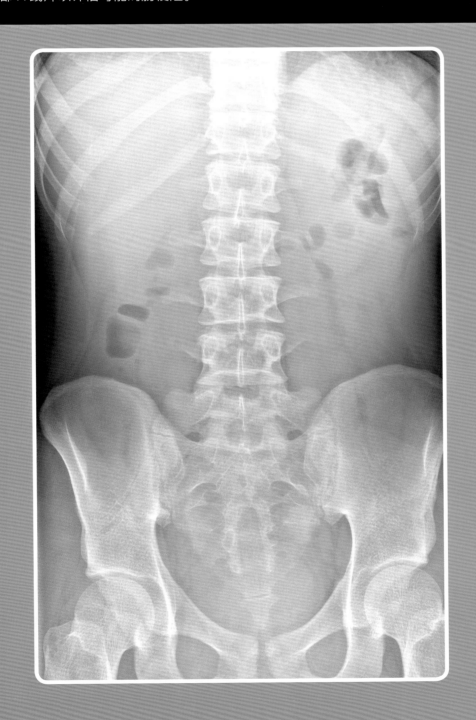

报告：L₅ 腰椎骶骨化

患者 ID 匿名。
投照体位 前后仰卧位。
旋转 无旋转。
穿透性 合适（棘突可见）。
投照范围 满意（向上可见前肋，向下可见耻骨支）。

肠腔气体类型
肠腔气体类型正常。

肠壁
无结肠或小肠肠壁增厚或壁间积气的证据。

气腹
无腹内游离气体的证据。

实质脏器
实质器官轮廓正常，未见实质器官钙化。

血管
无异常的血管钙化。

骨骼
L₅ 椎体骶骨化，这是一种正常的解剖学变异。
成像中的胸椎未见异常。

软组织
双侧腰大肌轮廓线可见；腹壁软组织未见明显异常。

其他
未见 X 线致密异物，未见血管线、引流管及手术夹。

检查区
胆囊结石 / 肾结石：未见阳性结石。
肺底：未全部包括。
脊柱：L₅ 腰椎骶骨化。
股骨头：正常。

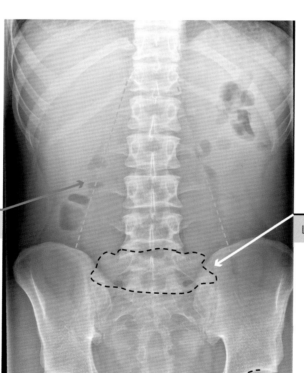

腰大肌轮廓

L₅ 腰椎体骶骨化

正常股骨头

概要
　　本例 X 线片显示无肠梗阻证据。L₅ 腰椎骶骨化为偶然的发现。

临床检查及处理
　　应提供合适的镇痛和补液。
　　如果症状持续，需对背部和腹部的疼痛做进一步的检查。

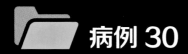 **病例 30**

　　一名 30 岁男性患者因全腹痛及可能的误吞异物到急诊科就诊。主要既往病史为精神分裂症；无吸烟史。检查显示患者的血氧饱和度 97%，体温 37.0℃，心率 92 次 / 分，呼吸频率 22 次 / 分，血压 125/68mmHg。触诊腹部柔软，全腹压痛，肠鸣音正常。尿试纸检测未见异常。

　　需拍摄腹部 X 线片以评估可能的异物。

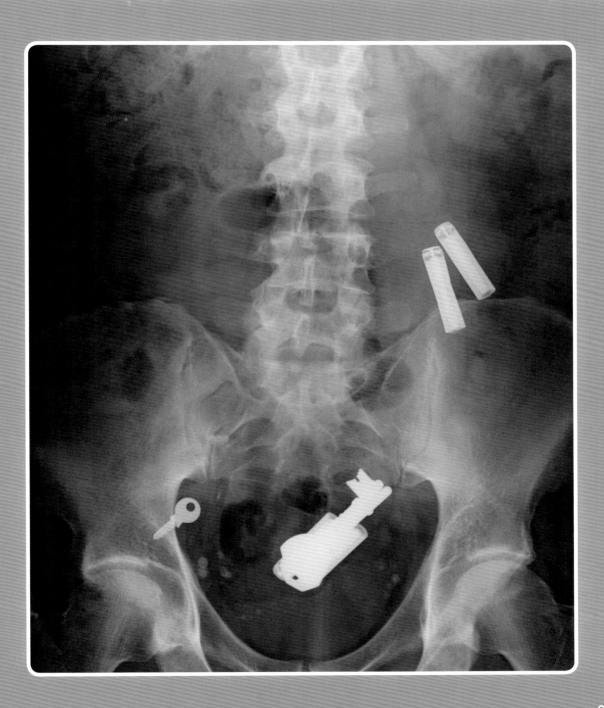

报告：吞食异物

患者 ID　匿名。
投照体位　前后仰卧位。
旋转　无旋转。
穿透性　合适（棘突可见）。
投照范围　不满意（耻骨联合和耻骨下支未全部包括）。

肠腔气体类型
肠腔气体类型正常。
升结肠和结肠肝曲腔内有中等量的粪便残渣。

肠壁
无结肠或小肠肠壁增厚或壁间积气的证据。

气腹
无腹内游离气体的证据。

实质脏器
实质器官轮廓正常，未见实质器官钙化。

血管
无异常的血管钙化。

骨骼
成像中的胸椎、腰椎或骨盆未见异常。

软组织
两侧腰大肌轮廓线可见，腹壁软组织未见异常。

其他
腹部左侧见 2 个 X 线致密异物影，类似圆柱形电池。
盆腔区见几个 X 线致密异物影，像两个钥匙。另见多个静脉石。
未见血管线、引流管及手术夹。

检查区
胆囊结石 / 肾结石：未见阳性结石。
肺底：未全部包括。
脊柱：正常。
股骨头：正常。

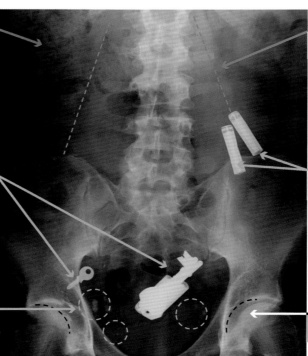

升结肠内残留粪渣　　　　　　　腰大肌轮廓

吞食的异物 – 钥匙　　　　　　　吞食的异物 – 电池

静脉石　　　　　　　　　　　　正常股骨头

概要
　　本例 X 线片显示如报告描述的有多个 X 线致密的腹部异物。无气腹的证据。升结肠和结肠肝曲腔内有中等量粪便残渣，盆腔静脉石为偶然的发现。

临床检查及处理
　　应采用 ABCDE 步骤救治患者。

应提供合适的镇痛和补液。
　　应急诊血液检查，包括全血细胞计数、尿素和电解质、肝功能检测、凝血功能、血气分析，血型和配血检查。
　　患者应紧急转诊到外科团队，以考虑移除异物。移除取决于异物的位置、大小、形状和吞食异物的时间。

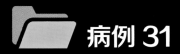

病例 31

一名 16 岁男性患者因腹胀、腹痛加重而到急诊科就诊。他超过 24h 未排大便。既往病史无特殊；无吸烟史。检查显示患者的血氧饱和度 98%，体温 36.5℃，心率 68 次 / 分，呼吸频率 16 次 / 分，血压 115/65mmHg。触诊腹部柔软，全腹压痛，肠鸣音正常。尿试纸检测未见异常。

需拍摄腹部 X 线片以评估可能的肠梗阻。

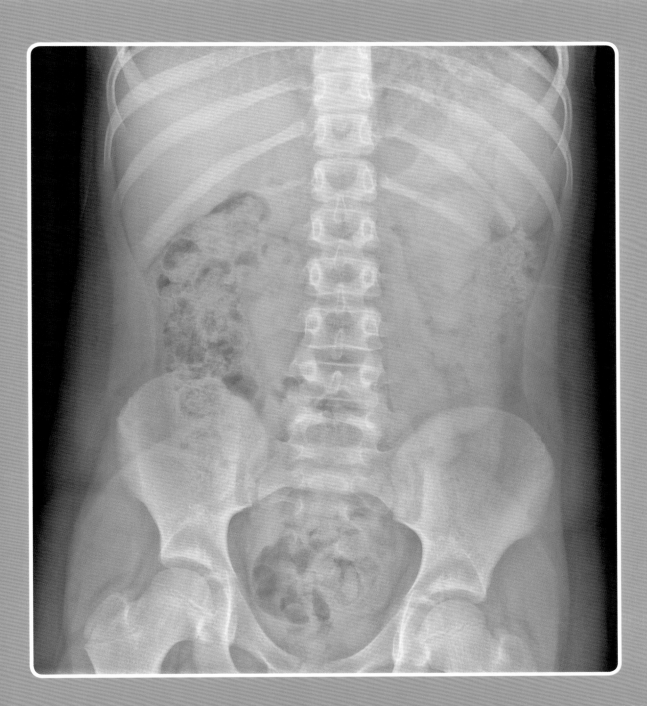

报告：粪便残渣

患者 ID　匿名。
投照体位　前后仰卧位。
旋转　无旋转。
穿透性　合适（棘突可见）。
投照范围　不满意（耻骨联合和耻骨下支未全部包括）。

肠腔气体类型
肠腔气体类型正常。
从升结肠到直肠整个大肠内可见中等量的粪便残渣。

肠壁
无结肠或小肠肠壁增厚或壁间积气的证据。

气腹
无腹内游离气体的证据。

实质脏器
实质器官轮廓正常，未见实质器官钙化。

血管
无异常的血管钙化。

骨骼
成像中的胸椎、腰椎或骨盆未见异常。
由于骨化中心尚未融合，股骨头、大粗隆和髋臼有生长板，这是该年龄段儿童的正常发现。

软组织
双侧腰大肌轮廓线可见。
腹壁软组织未见明显异常。

其他
未见 X 线致密异物影。
未见血管线、引流管及手术夹。

检查区
胆囊结石 / 肾结石：未见阳性结石。
肺底：未全部包括。
脊柱：正常。
股骨头：正常（生长板可见）。

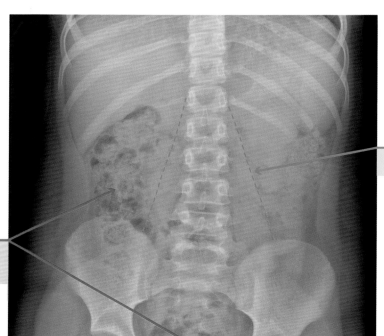

整个大肠自升结肠到直肠内残留粪便

腰大肌轮廓

生长板

概要
　　本例 X 线片显示整个结肠和直肠内有中等量的粪便残留，这些可能在正常范围内。

临床检查及处理
　　若患者其他情况良好，则不需要进一步临床或影像检查。
　　若患者临床有便秘，应评估目前用药并考虑使用泻药。
　　应给予调整生活方式的建议，包括多喝水、摄入足够的膳食纤维及在临床许可下的适度锻炼。

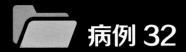

病例 32

　　一名 2 岁男童因吞下异物而到急诊科就诊。患儿父母不能确定患儿吞食何种物体及其数量。患儿其他状态良好，既往病史无特殊。检查显示患者的血氧饱和度 99%，体温 36.3℃，心率 110 次 / 分，呼吸频率 24 次 / 分。触诊腹部柔软，无压痛，肠鸣音正常。

　　需拍摄腹部 X 线片以评估异物的性状和位置。

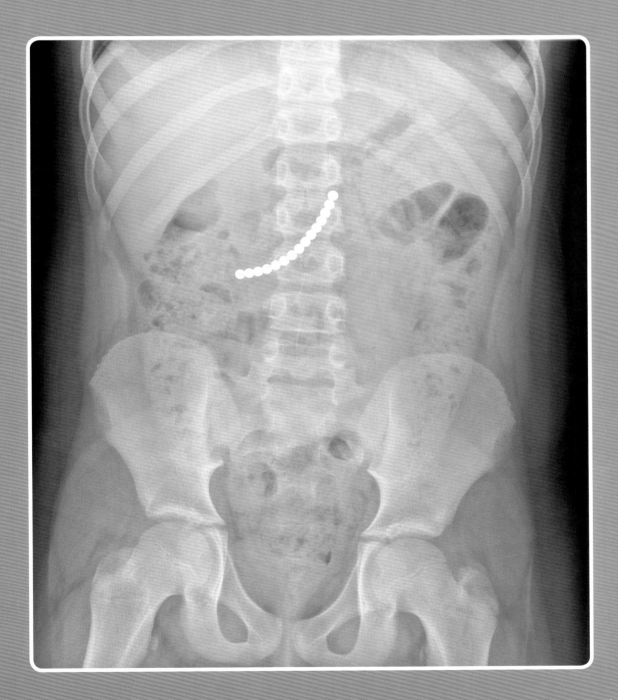

报告：吞食磁体

患者 ID 匿名。
投照体位 前后仰卧位。
旋转 无旋转。
穿透性 合适（棘突可见）。
投照范围 满意（向上可见前肋，向下可见耻骨下支）。

肠腔气体类型
肠腔气体类型正常。
大肠内可见中等量的粪便残渣。

肠壁
无结肠或小肠肠壁增厚或壁间积气的证据。

气腹
无腹内游离气体的证据。

实质脏器
实质器官轮廓正常，未见实质器官钙化。

血管
无异常的血管钙化。

骨骼
成像中的胸椎、腰椎或骨盆未见异常。
由于骨化中心尚未融合，股骨头、大粗隆和髋臼有生长板，这是该年龄段儿童的正常发现。

软组织
右侧腰大肌的轮廓未见，这并无特异性。
腹壁软组织未见异常。

其他
在上腹部区可见多个圆形的 X 线致密异物影，可能位于小肠近端，符合吞入的磁性物体，且聚集成串状。
未见血管线、引流管及手术夹。

检查区
胆囊结石 / 肾结石：未见阳性结石。
肺底：未全部包括。
脊柱：正常。
股骨头：正常（生长板可见）。

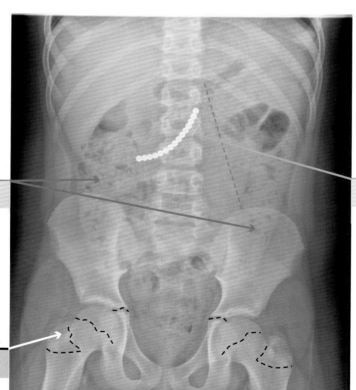

整个大肠残留粪渣

吞食异物—磁性物体

生长板

概要
　　本例 X 线片显示在上腹部多个圆形 X 线致密异物影，可能位于小肠近端，符合吞食的磁性物体且聚集成串状。

临床检查及处理
　　由于没有肠穿孔的迹象，孩子看起来很好，用多次 X 线检查监测异物的进展可能是合适的。应考虑使用泻药。儿科胃肠病科和儿外科团队应当参与，并应监测患者的穿孔或腹部不适的症状，在有症状病例中将需要外科手术干预以取出磁体。

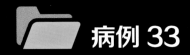

病例 33

一名 3 岁男童因吞下未知异物而就诊于急诊科。既往病史无特殊。检查显示患者的血氧饱和度 99%，体温 36.7℃，心率 110 次 / 分，呼吸频率 26 次 / 分。触诊腹部柔软，无压痛，肠鸣音正常。

需拍摄腹部 X 线片以评估可能的异物。

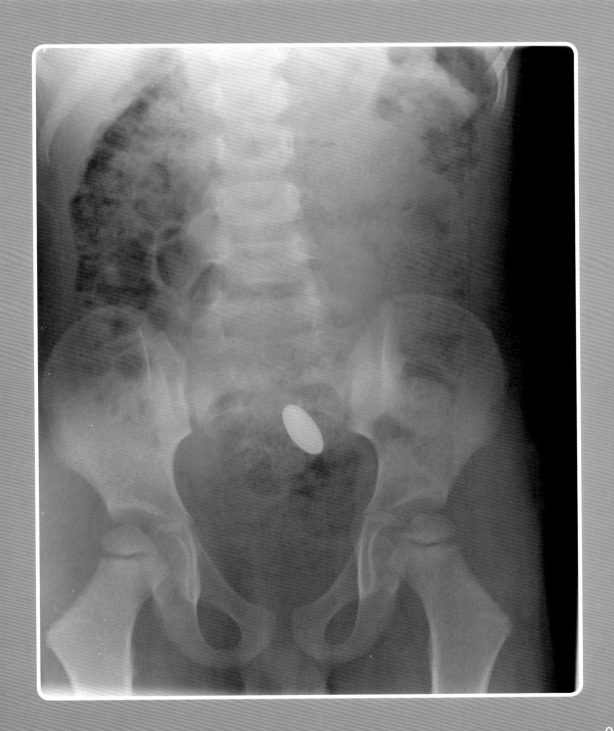

报告：吞食异物

患者 ID　匿名。
投照体位　前后仰卧位。
旋转　无旋转。
穿透性　合适（棘突可见）。
投照范围　不满意（未包括双侧膈肌）。

肠腔气体类型
肠腔气体类型正常。
整个结肠内有中等量粪便残渣。

肠壁
无结肠或小肠肠壁增厚或壁间积气的证据。

气腹
无腹内游离气体的证据。

实质脏器
实质器官轮廓正常，未见实质器官钙化。

血管
无异常的血管钙化。

骨骼
成像中的胸椎、腰椎或骨盆未见异常。
在骨盆骨和股骨之间有软骨，因为它们还没有融合，这是该年龄段儿童的正常发现。

软组织
双侧腰大肌的轮廓未见，这并无特异性，尤其是该年龄段的儿童。
腹壁软组织未见异常。

其他
在骨盆左侧区可见一个圆形 X 线致密异物影，边缘有一较低密度的细环影（晕征），类似纽扣电池，可能位于远端小肠或乙状结肠内。
未见血管线、引流管及手术夹。

检查区
胆囊结石 / 肾结石：未见阳性结石。
肺底：未显示。
脊柱：正常。
股骨头：正常（生长板可见）。

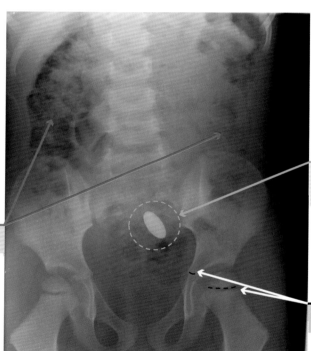

整个结肠内残存粪渣

吞食的异物，类似纽扣电池

生长板

概要
　　本例 X 线片显示在骨盆左侧区一个圆形 X 线致密异物影，类似纽扣电池，可能位于远端小肠或乙状结肠内。整个结肠内的中等量粪便残渣为偶然的发现。

临床检查及处理
　　应进一步了解病史以试图明确吞入异物可能是什么。根据异物的大小、类型和形状、临床症状和吞入时间的长短，可能需要手术取出。应考虑使用泻药。如果确认可能误食了纽扣电池，建议紧急外科干预，因为患者存在肠部烧伤和导致严重并发症的风险。此外，患者应进行连续的腹部 X 线复查，以跟踪异物通过肠道进入直肠，并确保其排出。

第二部分　中等难度病例
INTERMEDIATE

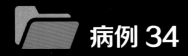

病例 34

一名 75 岁女性患者因全腹痛、右侧髋部及腹股沟疼痛且放射至大腿上部而到急诊科就诊。由于疼痛她不能移动右腿，并且她已有 1 周未排大便。主要既往病史为有多次摔倒；无吸烟史。检查显示患者的血氧饱和度为 97%，体温 36.9℃，心率 90 次 / 分，呼吸频率 20 次 / 分，血压 115/65mmHg。触诊右腹股沟区时有疼痛和骨不稳定感，腹股沟和大腿上部有明显的挫伤。

需拍摄腹部 X 线片以评估可能的肠梗阻。

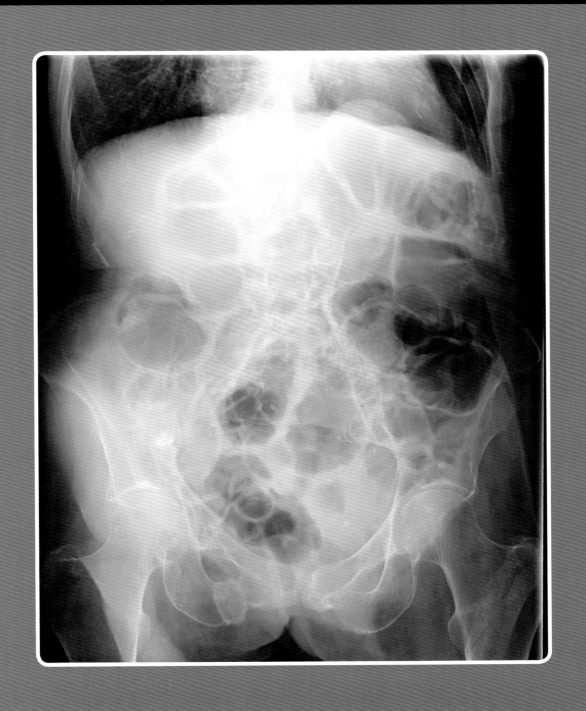

报告：多发骨折伴血管壁钙化

患者 ID　匿名。
投照体位　前后仰卧位。
旋转　无旋转。
穿透性　不满意（棘突未见）。
投照范围　满意（向上可见前肋，向下可见耻骨下支）。

肠腔气体类型
整个腹部可见明显的肠襻影，但无扩张，可能代表有一定程度的肠阻塞。

肠壁
无结肠或小肠肠壁增厚或壁间积气的证据。

气腹
无腹内游离气体的证据。

实质脏器
实质器官轮廓正常，未见实质器官钙化。

血管
腹主动脉钙化；髂动脉钙化。

骨骼
右侧耻骨上、下支均有完全的中度移位性骨折；耻骨上支骨折为急性；耻骨下支骨折皮质尚连续，可能与旧伤有关。
右侧髂骨有一处骨质硬化区，其邻近盆腔环中断，怀疑是另一处的陈旧性骨折。
胸椎和腰椎由于投照穿透性差而不可见。

股骨头未见骨折。
骨密度正常。

软组织
双侧腰大肌的轮廓均未见，这并无特异性。
腹壁软组织未见异常。

其他
未见 X 线致密异物影。
未见血管线、引流管及手术夹。

检查区
胆囊结石 / 肾结石：未见阳性结石。
肺底：正常。
脊柱：由于穿透性差而未见。
股骨头：正常。

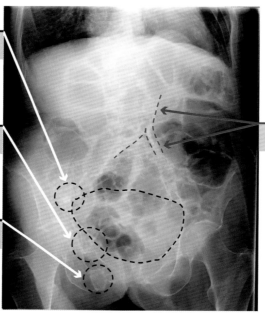

右侧髂骨骨折伴骨盆环中断

右侧耻骨上支骨折

右侧耻骨下支骨折

主动脉和髂血管钙化

概要
　　本例 X 线片显示整个腹部有显著的肠襻影，可能代表有一定程度的肠阻塞，但无肠梗阻的证据。右侧耻骨上支可能是急性骨折，右侧髂骨和右侧耻骨下支是陈旧性骨折。腹主动脉钙化、髂血管钙化是偶然的发现。

临床检查及处理
　　应采用 ABCDE 步骤救治患者。

　　应提供合适的镇痛和补液。
　　应急诊血液检查，包括全血细胞计数、尿素和电解质、肝功能、骨代谢指标物、C 反应蛋白、甲状腺功能，血气分析，血型和配血检查。
　　患者应紧急转诊到骨外科团队。
　　根据目前的影像资料，应考虑做骨盆 CT 扫描，从而能更好地评估损伤的程度，损伤的时间，也为了任何可能的手术计划及评估潜在的合并损伤（如膀胱）。

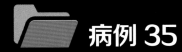

病例 35

一名 32 岁男性患者因急性腹痛而到急诊科就诊，GCS 昏迷评分为 13。既往病史无特殊；无吸烟史。检查显示患者的血氧饱和度 98%，体温 37.6℃，心率 75 次／分，呼吸频率 25 次／分，血压 115/65mmHg。触诊腹部柔软，有轻度全腹压痛，肠鸣音正常。尿试纸检测未见异常。

需拍摄腹部 X 线片以寻找可能的肠梗阻。

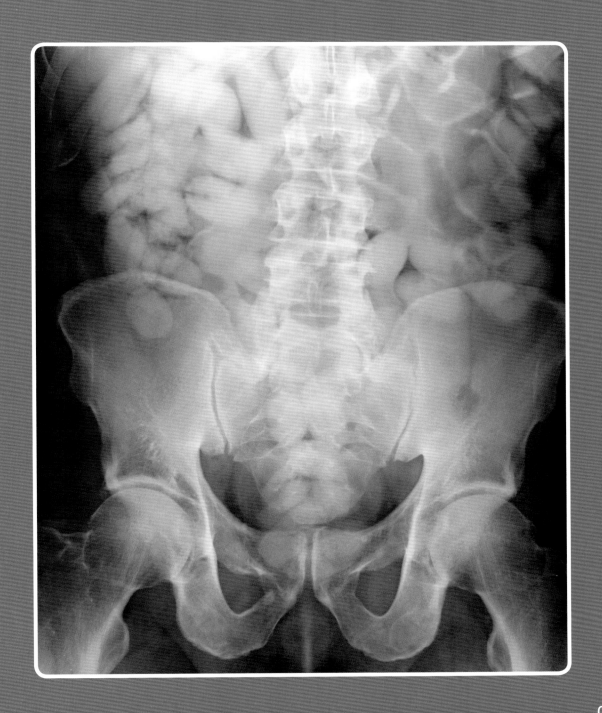

报告：携带毒品

患者 ID 匿名。
投照体位 前后仰卧位。
旋转 无旋转。
穿透性 合适（棘突可见）。
投照范围 不满意（前肋未包括）。

肠腔气体类型
肠内气体显著，但无肠管扩张。由于存在多发卵圆形的 X 线致密异物，肠内气体类型部分被掩盖。

肠壁
无结肠或小肠肠壁增厚或壁间积气的证据。

气腹
无腹内游离气体的证据。

实质脏器
实质器官轮廓正常，未见实质器官钙化。

血管
无异常血管钙化。

骨骼
偶然发现 L_5 椎体骶骨化。
成像中的胸椎、腰椎或骨盆未见异常。

软组织
双侧腰大肌轮廓线可见。
腹壁软组织未见明显异常。

其他
可见多发 X 线致密影主要分布在整个结肠和直肠走行区域内，符合袋装的未知物质。
未见血管线、引流管及手术夹。

检查区
胆囊结石 / 肾结石：未见阳性结石。
肺底：未全部包括。
脊柱：正常。
股骨头：正常。

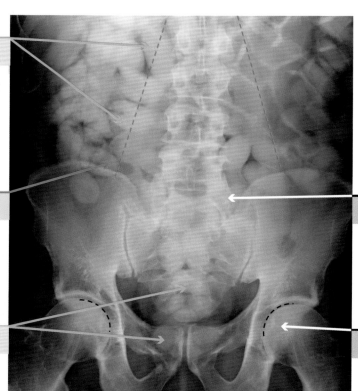

吞食的异物在胃和小肠内

腰大肌轮廓

直肠内的异物

L_5 骶骨化

正常股骨头

概要
　　本例 X 线片显示多个 X 线致密影主要位于整个腹部的结肠和直肠内，符合毒品携带者吞食的大量小袋状毒品。L_5 骶骨化是偶然的发现。

临床检查及处理
　　应采用 ABCDE 步骤救治患者。

　　应提供合适的镇痛和补液。
　　应考虑有毒品袋状包装破裂的可能及相应的毒碱（Toxbase）过量摄取的可能而寻求处理措施。
　　应考虑及早转诊至外科，可能需要开腹手术。
　　由于这可能与犯罪活动有关，应请求警察介入；对给患者提供医护来说是次要的。

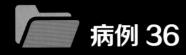

病例 36

　　一名 24 岁男性患者因腹痛加重并在 24h 内出现 15 次腹泻和排出黏液而到急诊科就诊。患者既往病史无特殊；无吸烟史。检查显示患者的血氧饱和度 97%，温度 38.5℃，心率 94 次 / 分，呼吸频率 22 次 / 分，血压 115/65 mmHg。触诊腹部僵硬，全腹压痛，肠鸣音正常。尿试纸检测未见异常。

　　需拍摄腹部 X 线片以评估可能的结肠炎。

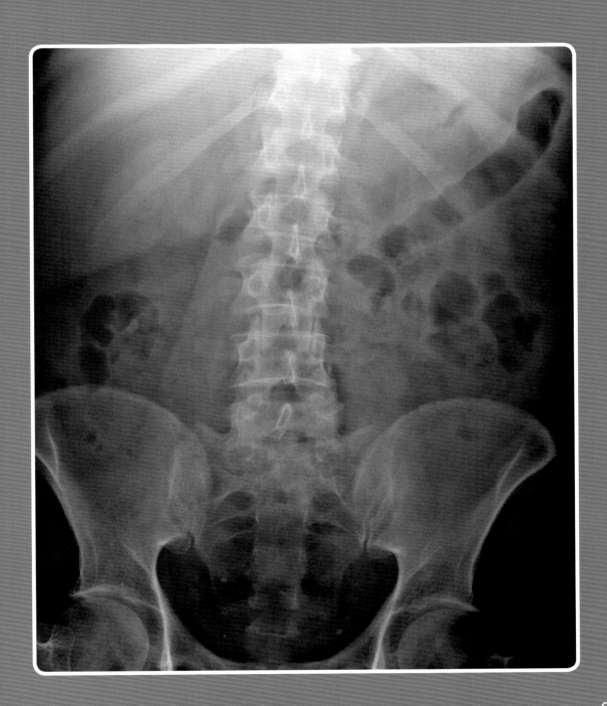

报告：结肠炎

患者 ID　匿名
投照体位　前后仰卧位
旋转　无旋转
穿透性　合适（棘突可见）。
投照范围　不满意（耻骨联合和下耻骨支未全部包括）。

肠腔气体类型
肠腔气体类型正常。

肠壁
在左上腹部区显示从远端横结肠至结肠脾曲的肠壁增厚，其原有特征性的正常结肠袋皱襞消失，符合肠壁水肿表现，这称为"铅管结肠"。

无结肠或小肠肠壁间积气的证据。

气腹
无腹内游离气体的证据。

实质脏器
实质器官轮廓正常，未见实质器官钙化。

血管
无异常的血管钙化。

骨骼
成像中的胸椎、腰椎或骨盆未见异常。

软组织
双侧腰大肌轮廓线可见。
腹壁软组织未见明显异常。

其他
未见 X 线致密异物影。
未见血管线、引流管及手术夹。
在骨盆区有几个圆形 X 线致密影，符合静脉石。

检查区
胆囊结石 / 肾结石：未见阳性结石。
肺底：未全部包括。
脊柱：正常。
股骨头：正常。

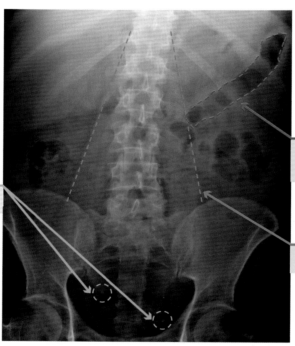

静脉石

横结肠肠壁水肿伴结肠袋皱襞消失

腰大肌轮廓线

概要
　　本例 X 线片显示远端横结肠至结肠脾曲肠壁水肿，其原有特征性的正常结肠袋皱襞消失。根据临床病史，提示为结肠炎，在性质上是感染性或炎症性病变。盆腔静脉石为偶然的发现。

临床检查及处理
　　应采用 ABCDE 步骤救治患者。
　　应提供合适的镇痛和补液。

　　应急诊血液检查，包括全血细胞计数、尿素和电解质、肝功能检测、血沉、C 反应蛋白、铁检测、叶酸检测、血气分析，血型和配血检查。应送检大便标本。
　　应考虑紧急转诊到胃肠病科。
　　为了更好地观察解剖结构和评估并发症，如气腹和脓肿的形成，应考虑腹部 / 盆腔的 CT 增强扫描。
　　治疗方案将取决于进一步检查的结果及患者的临床状态。

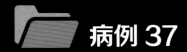

病例 37

　　一名 60 岁女性外科住院患者，目前刚接受了血管内动脉支架置入术。主要既往病史为腹主动脉瘤；有吸烟史。检查显示患者的血氧饱和度 98%，体温 36.4℃，心率 68 次 / 分，呼吸频率是 14 次 / 分，血压 125/65mmHg。触诊腹部柔软，腹部中央稍有些压痛，肠鸣音正常。尿试纸检测未见异常。

　　你需要复习术后的腹部 X 线片，并对支架的位置做出评价。

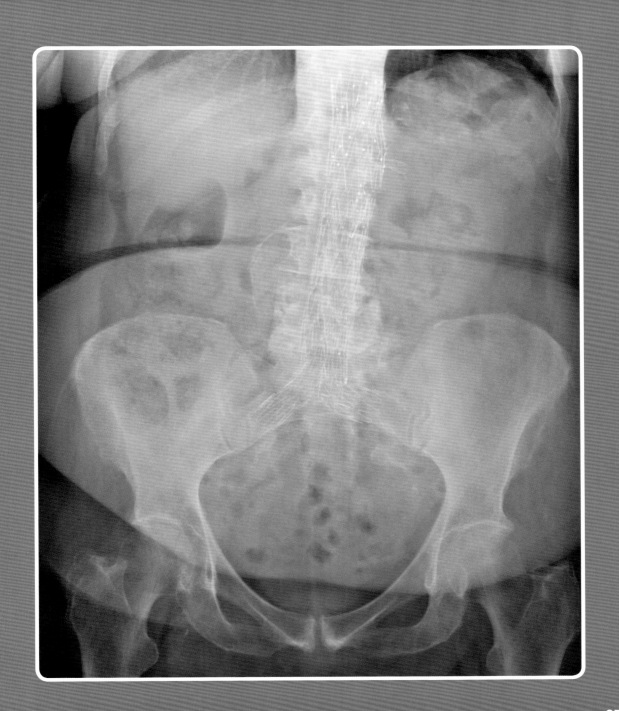

报告：带髂动脉分支的血管内主动脉支架及肾动脉支架置入术

患者 ID　匿名。
投照体位　前后仰卧位。
旋转　无旋转。
穿透性　合适（棘突可见）。
投照范围　满意（向上可见前肋，向下可见耻骨下支）。

肠腔气体类型
肠腔气体类型正常。

肠壁
无结肠或小肠肠壁增厚或壁间积气的证据。

气腹
无腹内游离气体的证据。

实质脏器
实质器官轮廓正常，未见实质器官钙化。

血管
在腹主动脉内有带髂动脉分支的网状主动脉支架，并延伸至两侧的髂总动脉。
有单独的肾动脉支架在原位。在肾下方的腹主动脉瘤有部分钙化。

骨骼
双侧髋关节和耻骨联合可见轻度的退行性改变，包括关节间隙变窄和骨质硬化。

成像中的胸椎、腰椎未见异常。

软组织
两侧腰大肌轮廓线清晰可见。
在腹部区可见皮肤脂肪皱褶。

其他
未见其他的 X 线致密异物影。
未见血管线、引流管及手术夹。

检查区
胆囊结石 / 肾结石：未见阳性结石。
肺底：正常。
脊柱：正常。
股骨头：双侧退行性改变，包括关节间隙的狭窄及骨质硬化。

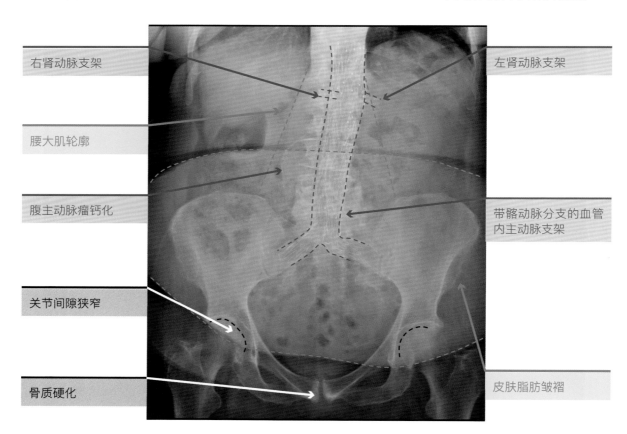

右肾动脉支架
腰大肌轮廓
腹主动脉瘤钙化
关节间隙狭窄
骨质硬化

左肾动脉支架
带髂动脉分支的血管内主动脉支架
皮肤脂肪皱褶

概要
　　本例 X 线片显示在腹主动脉内的带多分支的动脉支架，并延伸至近侧左肾动脉及双侧髂总动脉内。双侧髋关节和耻骨联合的轻度退行性改变是偶然的发现。

临床检查及处理
　　如果患者其他方面良好，则不需要进一步的临床或影像检查。
　　支架放置的位置适当。
　　退行性改变应与临床病史相关，应首先考虑给予调整生活方式的建议或镇痛。

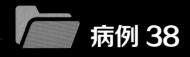

病例 38

　　一名 55 岁男性患者由于血液学检查结果异常（白细胞明显升高）而被他的初级保健医师转诊到血液科门诊。既往病史无特殊；无吸烟史。查体显示患者的血氧饱和度 99%，体温 36.6℃，心率 66 次 / 分，呼吸频率 14 次 / 分，血压 120/70mmHg。触诊腹部柔软，无压痛，但发现有巨大的脾脏，肠鸣音正常。尿试纸检测未见异常。

　　需拍摄腹部 X 线片以评估可能的骨质异常及器官肿大。

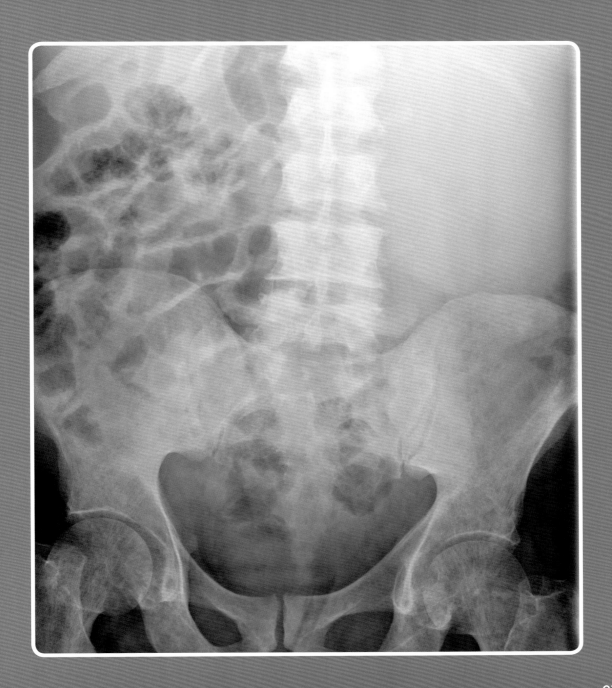

报告：脾脏肿大和骨病变

患者 ID　匿名。
投照体位　前后仰卧位。
旋转　无旋转。
穿透性　合适（棘突可见）。
投照范围　不满意（前方肋骨未包括）。

肠腔气体类型
肠管被左上腹部的均匀致密影推移位至右腹部区。

肠壁
无结肠或小肠肠壁增厚或壁间积气的证据。

气腹
无腹内游离气体的证据。

实质脏器
左上腹部区可见大的均匀致密影，符合脾大。

血管
无异常的血管钙化。

骨骼
骨盆骨和成像中的股骨有斑驳样表现。
成像中的胸椎和腰椎影像未见异常。

软组织
双侧腰大肌轮廓线可见。
腹壁软组织未见明显异常。

其他
未见 X 线致密异物影。
未见血管线、引流管及手术夹。

检查区
胆囊结石 / 肾结石：未见阳性结石。
肺底：未全部包括。
脊柱：正常。
股骨头：呈斑驳样骨表现。

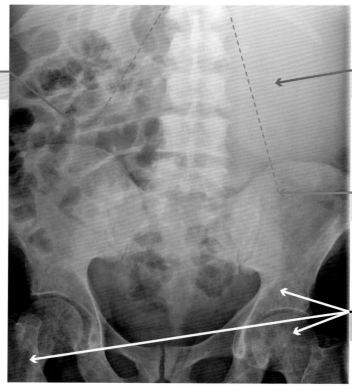

肠管侧方移位至右腹部区

脾大

腰大肌轮廓

斑驳样骨表现

概要
　　本例 X 线片显示脾脏肿大，伴随肠管向右移位。同时也显示了骨盆骨和股骨的斑驳样表现。考虑到临床病史，这些表现提示为骨髓增生性疾病。

临床检查及处理
　　应做血液检查，包括全血细胞计数、尿素和电解质、C 反应蛋白、肝功能检测、血沉、骨代谢指标物、乳酸脱氢酶、凝血功能、肝炎筛查、巨细胞病毒和 EB 病毒筛查、血气分析和血涂片。还应考虑做一些其他检查如流式细胞仪、荧光原位杂交（FISH）和聚合酶链反应（PCR）检测 BCR–ABL/JAK2，甚至包括骨髓活检。应实施腹部超声检查以确认脾脏肿大，并进一步评估腹部实质器官。

　　患者应做血液学随访。
　　诊断和治疗将取决于上述测试的结果和患者的意愿。治疗方案可能包括观察、化疗、放疗、生物治疗或干细胞移植。

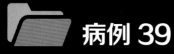

病例 39

一名 35 岁女性患者因背部疼痛恶化及不明原因的发热而到急诊科就诊。既往病史无特殊，但最近曾去过泰国旅游；无吸烟史。查体显示患者的血氧饱和度 98%，体温 38.6℃，心率 96 次 / 分，呼吸频率 20 次 / 分，血压 105/62mmHg。腹部僵硬，有全腹部压痛，肠鸣音正常。尿试纸检测未见明显异常，妊娠试验阴性。

需拍摄腹部 X 线片以评估可能的肠梗阻。

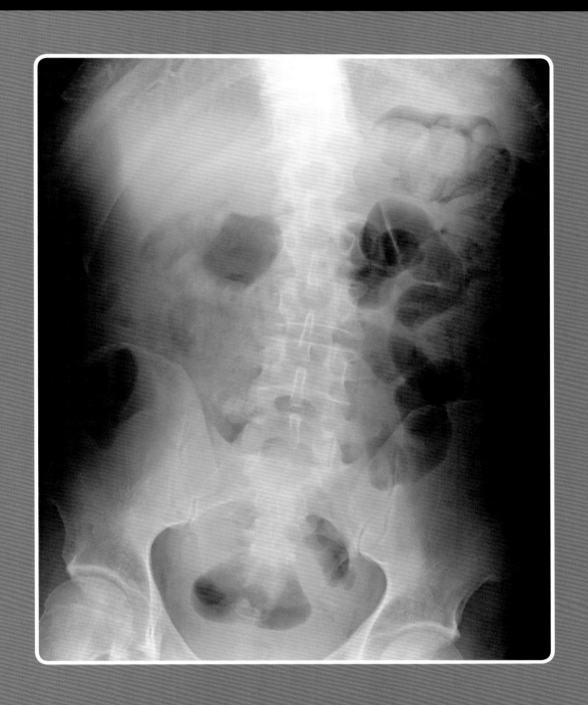

报告：腰大肌脓肿和脊柱侧弯

患者 ID 匿名。
投照体位 前后仰卧位。
旋转 无旋转。
穿透性 合适（棘突可见）。
投照范围 不满意（耻骨联合、耻骨下支及髋关节未完全包括）。

肠腔气体类型
肠腔气体类型正常。
远端横结肠有坚硬的粪石，降结肠内有少量粪便残渣。

肠壁
无结肠或小肠肠壁增厚或壁间积气的证据。

气腹
无腹内游离气体的证据。

实质脏器
实质器官轮廓正常，未见实质器官钙化。

血管
无异常的血管钙化。

骨骼
可见胸腰椎侧弯，向左侧凸，以 L_1/L_2 水平为中心。成像中的骨骼未见骨折或骨质破坏病变。

软组织
在右腰大肌轮廓上有斑驳样表现，左侧腰大肌轮廓未见。
腹壁软组织未见异常。

其他
未见 X 线致密异物影。
未见血管线、引流管及手术夹。

检查区
胆囊结石 / 肾结石：未见阳性结石。
肺底：未全部包括。
脊柱：胸腰椎侧弯，向左侧凸，以 L_1/L_2 水平为中心。
股骨头：未全部包括。

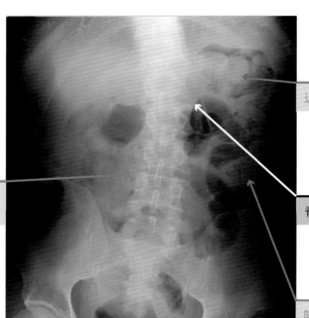

远侧横结肠内的硬粪石

覆盖在右侧腰大肌上的斑驳样表现

脊柱侧弯

降结肠内的粪便残渣

概要

本例 X 线片显示覆盖着右侧腰大肌轮廓上的斑驳样表现。考虑到临床病史，这可能是腰大肌脓肿。腰椎侧弯是偶然的发现，但有可能是继发于脓肿。

临床检查及处理

应采用 ABCDE 步骤救治患者。
应提供合适的镇痛和补液。
应急诊血液检查，包括全血细胞计数、尿素和电解质、C 反应蛋白、骨代谢指标物、肝功能检测、凝血功能、血液培养、血气分析，血型和配血检查。

应使用规定的广谱抗生素。患者应禁食，并开始静脉输液。

应立即开始抗脓毒症治疗 6 条途径，包括给氧、静脉输入抗生素和考虑大量补液及测量乳酸，记录排出尿量和血培养。

应考虑腹部 / 盆腔 CT 增强扫描，以进一步评估可能的脓肿，同时应有普外科团队介入，以便考虑有可能采用经皮引流或手术治疗。

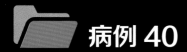

病例 40

一名 63 岁女性患者因感觉腹部不断膨大及两侧足部水肿加重而到急诊科就诊。既往病史无特殊；无吸烟史。检查显示患者的血氧饱和度 97%，体温 36.6℃，心率 72 次 / 分，呼吸频率 14 次 / 分，血压 122/76mmHg。腹部膨隆、柔软，无压痛，肠鸣音正常。尿试纸检测未见明显异常。

需拍摄腹部 X 线检查以评估可能的肠梗阻。

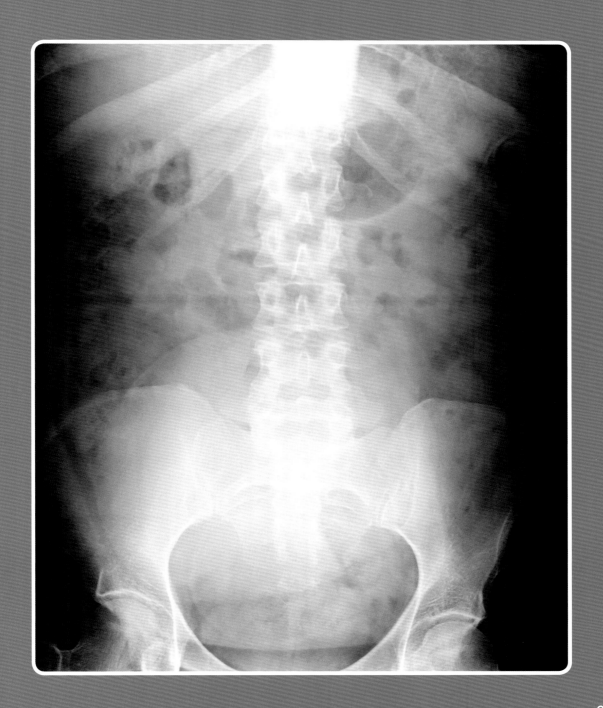

报告：盆腔肿块

患者 ID　匿名。
投照体位　前后仰卧位。
旋转　无旋转。
穿透性　合适（棘突可见）。
投照范围　不满意（耻骨联合、耻骨下支及髋关节未完全包括）。

肠腔气体类型
肠腔气体类型正常。

肠壁
无结肠或小肠肠壁增厚或壁间积气的证据。

气腹
无腹内游离气体的证据。

实质脏器
实质器官轮廓正常，未见实质器官钙化。

血管
无异常的血管钙化。

骨骼
成像中的胸椎、腰椎或骨盆未见异常。

软组织
双侧腰大肌轮廓未见，并无特异性。在下腹部及盆腔区内可见一边界清楚的巨大圆形软组织密度肿块，以右侧骶骨为中心；另见一个稍小的软组织密度肿块，以右侧盆腔为中心；可见膀胱与这两个肿块分界清楚。
腹壁软组织未见异常。

其他
未见 X 线致密异物影。
未见血管线、引流管及手术夹。

检查区
胆囊结石 / 肾结石：未见阳性结石。
肺底：未全部包括。
脊柱：正常。
股骨头：未显示。

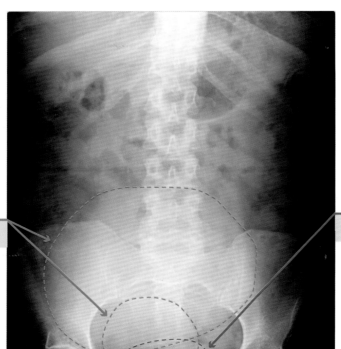

盆腔肿块　　　　　膀胱

概要

　　本例 X 线片显示在下腹部和盆腔有两个边界清楚的圆形软组织密度肿块，且与膀胱分界清楚。鉴别包括纤维肌瘤和卵巢肿块，包括恶性或良性。

临床检查及处理

　　应提供合适的镇痛和补液。

　　应急诊血液检查，包括全血细胞计数、尿素和电解质、C 反应蛋白，肝功能检测，骨代谢指标物、血气分析和肿瘤标志物（包括 CA-125）。

　　患者应转诊至妇科。腹部和盆腔的超声扫描可能有助于更好地评估肿块，联合腹部及盆腔的 CT 或 MRI 扫描图像则更有助于进一步评估。

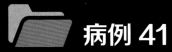

病例 41

　　一名 4 岁男童因右髂窝疼痛、恶心、呕吐及发热而到急诊科就诊。既往病史无特殊。检查显示患者的血氧饱和度 99%，体温 38.6℃，心率 120 次 / 分，呼吸频率 28 次 / 分，血压 90/50mmHg。触诊腹部柔软，右髂窝有压痛，肠鸣音正常。尿试纸检测未见异常。

　　需拍摄腹部 X 线平片以评估可能的肠梗阻。

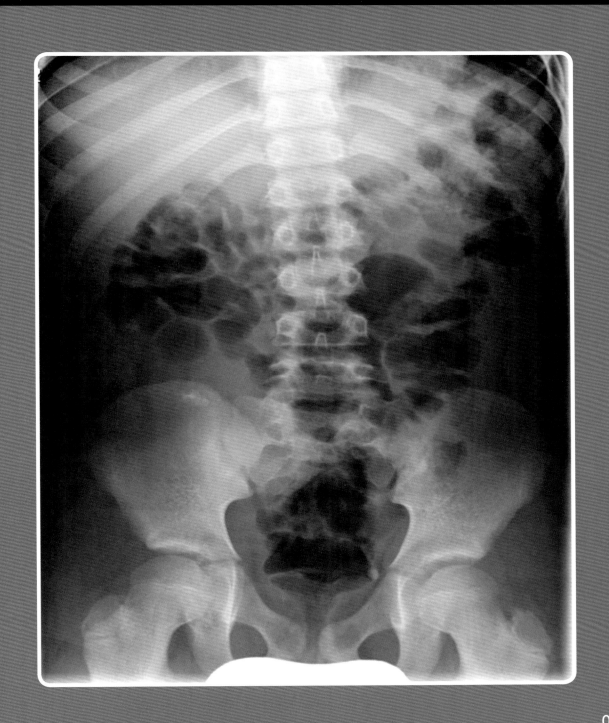

报告：阑尾粪石

患者 ID　匿名。
投照体位　前后仰卧位。
旋转　无旋转。
穿透性　合适（棘突可见）。
投照范围　满意（向上可见前肋，向下可见耻骨下支）。

肠腔气体类型
肠腔气体类型正常。

肠壁
无结肠或小肠肠壁增厚或壁间积气的证据。

气腹
无腹内游离气体的证据。

实质脏器
实质器官轮廓正常，未见实质器官钙化。

血管
无异常的血管钙化。

骨骼
成像中的胸椎、腰椎或骨盆未见异常。
由于骨化中心尚未融合，股骨头、大粗隆和髋臼有生长板，这是该年龄段儿童的正常表现。

软组织
两侧腰大肌轮廓可见。
腹壁软组织未见异常。

其他
在右侧髂窝区可见一个 X 线致密影。
性腺区有 X 线防护遮挡物。
未见血管线、引流管及手术夹。

检查区
胆囊结石 / 肾结石：未见阳性结石。
肺底：正常。
脊柱：正常。
股骨头：正常（生长板可见）。

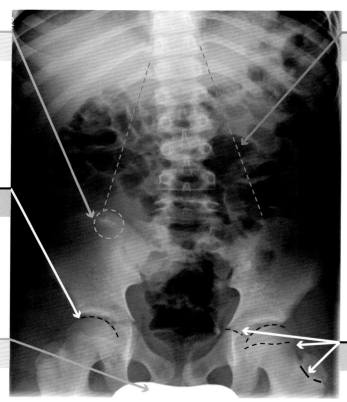

阑尾粪石　　　　　　　　　　　　腰大肌轮廓

正常股骨头

性腺遮挡物　　　　　　　　　　　生长板

概要
　　本例 X 线片显示右侧髂窝区一个 X 线致密影，符合阑尾内粪石。无肠梗阻或气腹的证据。

临床检查及处理
　　应采用 ABCDE 步骤救治患者。
　　应提供合适的镇痛和补液。

　　患者应禁食，开始静脉补液。
　　应急诊血液检查，包括全血细胞计数、尿素和电解质、血培养、血气分析，凝血功能、血型和配血检查及 C 反应蛋白。
　　应遵医嘱使用广谱抗生素。
　　患者应紧急转诊至儿童外科以考虑阑尾切除手术。

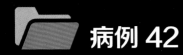

病例 42

　　一名刚出生 3 天的男婴，目前正在婴儿特护病房，病情严重且迅速恶化。他在孕 32 周时早产，但在此之前一直发育良好。检查显示患儿血氧饱和度 96%，体温 38.5℃，心率 245 次 / 分，呼吸频率 68 次 / 分。触诊腹部僵硬，肠鸣音亢进。

　　需拍摄腹部 X 线片以评估可能的坏死性小肠结肠炎。

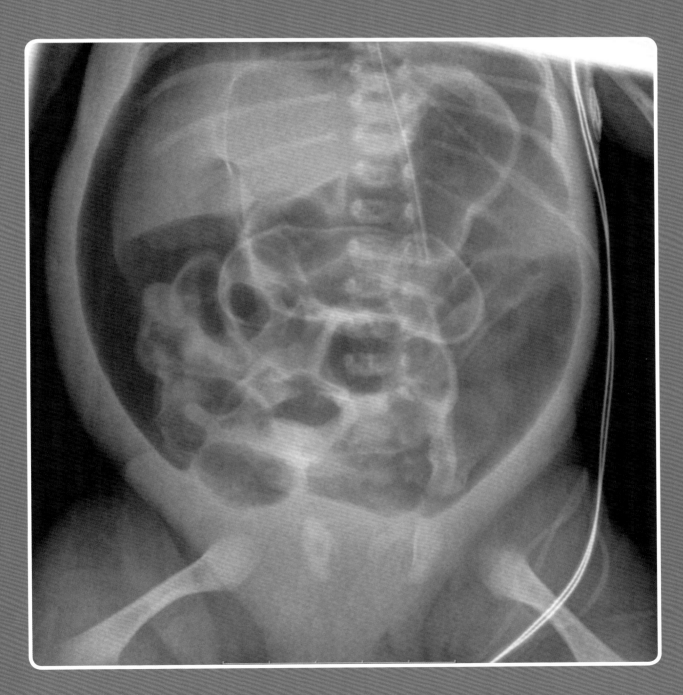

报告：气腹

患者 ID　匿名。
投照体位　前后仰卧位。
旋转　骨盆表现不对称，脊柱向左偏移，符合患儿向右旋转。
穿透性　合适（棘突可见）。
投照范围　不满意（两侧膈肌未包括）。

肠腔气体类型
在腹部中央见多个扩张的肠襻。直肠内无气体。

肠壁
无结肠或小肠肠壁增厚或壁间积气的证据。

气腹
有腹膜腔内游离气体的证据，符合气腹。可见 Rigler 征（双壁征），表示为肠壁的腔内侧及腹膜侧均有气体存在。可见镰状韧带征，符合腹膜腔内含有大量气体，从而勾勒出肝镰状韧带轮廓。可见足球征，符合腹膜腔内存有大量气体，从而勾勒出的整个腹膜腔轮廓。

实质脏器
肝脏和镰状韧带的轮廓被腹膜腔游离气体清晰勾勒显示。

血管
无异常的血管钙化。

骨骼
成像中的胸椎、腰椎或骨盆未见异常。
在骨盆骨和股骨之间有软骨，因为它们还没有融合，这是该年龄段儿童的正常表现。
椎骨之间可见软骨，这是该年龄段儿童的正常表现。

软组织
两侧腰大肌轮廓未见，并无特异性，特别在这个年龄段儿童。腹壁软组织未见异常。

其他
可见一鼻胃管在原位，虽然它很直，但有可能已经造成食管穿孔。体外电极和导线在患者的左侧，符合心肺监护。
未见血管线、引流管及手术夹。

检查区
胆囊结石／肾结石：未见阳性结石。
肺底：未全部包括。
脊柱：正常（椎体间软骨可见）。
股骨头：正常（生长板可见）。

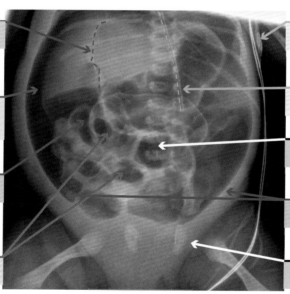

气腹的镰状韧带征　　　　　　　　　　心肺监护导线

由腹膜腔内游离气体所勾勒出的肝脏轮廓　　　　鼻胃管

　　　　　　　　　　　　　　　　　未融合椎体间的软骨

气腹的 Rigler 征　　　　　　　　　　气腹的足球征

扩张的肠襻　　　　　　　　　　　　未融合骨间的软骨

概要
　　本例 X 线片显示整个腹部有多个扩张的肠襻及气腹的证据。直肠内无气体。
　　根据临床病史，最可能的诊断是肠穿孔，这可能是坏死性小肠结肠炎所致。应检查鼻胃管，以确保可以抽吸出胃内容物。

临床检查及处理
　　应采用 ABCDE 步骤救治患儿。
　　患儿应该开始给予广谱抗生素治疗，并禁食和开始静脉输液。
　　由于穿孔，患儿需要插管。
　　应急诊血液检查，包括全血细胞计数、尿素和电解质、C 反应蛋白、骨代谢指标物、肝功能检测、凝血功能、血培养、血气分析，并查血型和配血检查。
　　腹部侧位 X 线片有利于确认穿孔及确定鼻胃管的位置。
　　患儿应紧急转诊至新生儿外科进行进一步治疗。

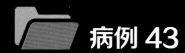

病例 43

一名 14 岁男性患者到脊柱门诊做常规性定期随诊时，出现呕吐症状。主要既往病史为隐性脊柱裂。检查显示患者血氧饱和度 99%，体温 37℃，心率 80 次／分，呼吸频率 15 次／分，血压 120/72mmHg。触诊腹部柔软但有轻度压痛，肠鸣音正常。

需拍摄腹部 X 线片以评估可能的肠梗阻。

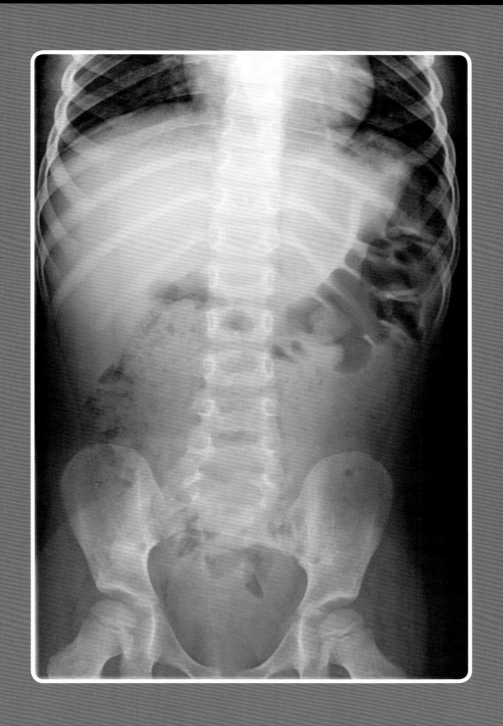

报告：隐性脊柱裂

患者 ID　匿名。
投照体位　前后仰卧位。
旋转　无旋转。
穿透性　合适（棘突可见）。
投照范围　不满意（耻骨联合、耻骨下支未全部包括）。

肠腔气体类型
从升结肠到近端横结肠内有少量至中等量的粪便残渣。

肠壁
无结肠或小肠肠壁增厚或壁间积气的证据。

气腹
无腹内游离气体的证据。

实质脏器
实质器官轮廓正常，未见实质器官钙化。

血管
无异常的血管钙化。

骨骼
L$_5$ 水平可见一侧性半椎体畸形异常，但无相关的脊柱侧弯。
S$_1$ 骶椎腰椎化。
由于骨化中心尚未融合，股骨头和髋臼有生长板（Y 形软骨），这是该年龄段儿童的正常表现。

软组织
两侧腰大肌轮廓可见。
腹壁软组织未见异常。

其他
未见 X 线致密异物影，未见血管线、引流管及手术夹。

检查区
胆囊结石 / 肾结石：未见阳性结石。
肺底：正常。
脊柱：正常。
股骨头：正常（生长板可见）。

升结肠和近端横结肠内的粪便残渣

腰大肌轮廓

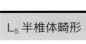
L$_5$ 半椎体畸形

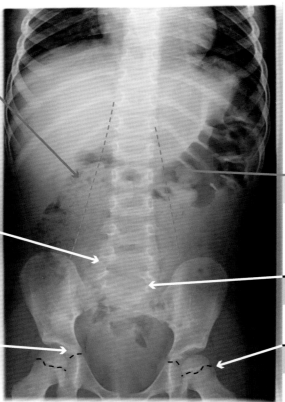

S$_1$ 骶椎腰椎化

Y 形软骨

生长板

概要
　　本例 X 线片显示升结肠和近端横结肠内有少量至中等量的粪便残渣。L$_5$ 半椎体畸形，符合患者隐性脊柱裂和 S$_1$ 骶椎腰椎化的背景病史。

临床检查及处理
　　如果患者其他情况良好，目前不需要进一步的临床或影像学检查。
　　若患者临床有便秘，应评估目前用药并考虑使用泻药。应给予调整生活方式的建议，包括多喝水、摄入足够的膳食纤维及在临床许可下的适度锻炼。

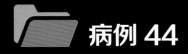
一名 70 岁男性患者最近接受了腹主动脉瘤的修复治疗，其他方面良好。无吸烟史。检查显示患者的血氧饱和度 99%，体温 37℃，心率 70 次 / 分，呼吸频率 18 次 / 分，血压 120/72mmHg。触诊腹部柔软但有轻度压痛，肠鸣音正常。

这是患者术后复查的 X 线片。

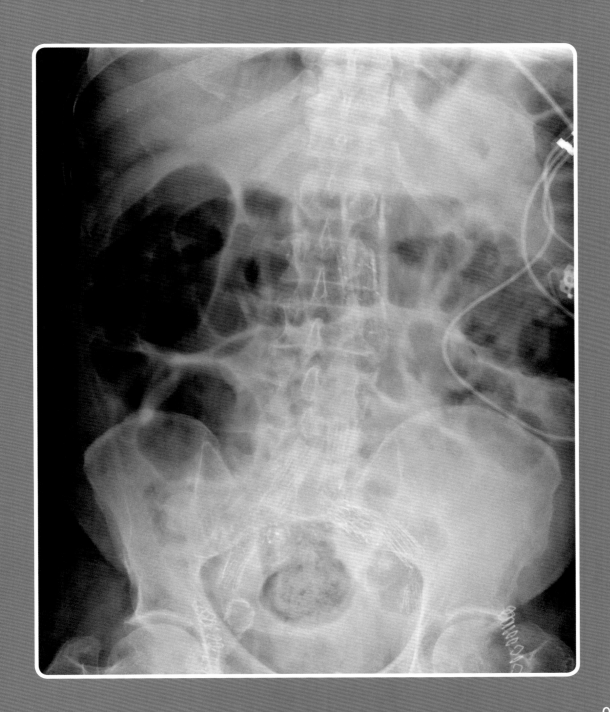

报告：带髂动脉分支的血管内主动脉支架

患者 ID　匿名。
投照体位　前后仰卧位。
旋转　骨盆不对称的表现，与患者的轻度旋转相符合。
穿透性　合适。
投照范围　不满意（下耻骨支未包括）。

肠腔气体类型
可见横结肠襻积气，但无扩张。

肠壁
无结肠或小肠肠壁增厚或壁间积气的证据。

气腹
无腹内游离气体的证据。

实质脏器
实质器官轮廓正常，未见实质器官钙化。

血管
在腹主动脉内有带髂动脉分支的网状主动脉支架，并延伸至两侧的髂总动脉。

骨骼
脊柱可见骨赘，符合轻度退行性改变。

软组织
两侧腰大肌轮廓可见。
腹壁软组织未见异常。

其他
患者左侧旁可见体外的 X 线致密的心电图导联线。
在双侧股骨区可见手术夹。
未见血管线或引流管。

检查区
胆囊结石 / 肾结石：未见阳性结石。
肺底：未全部包括。
脊柱：轻度退行性改变。
股骨头：正常。

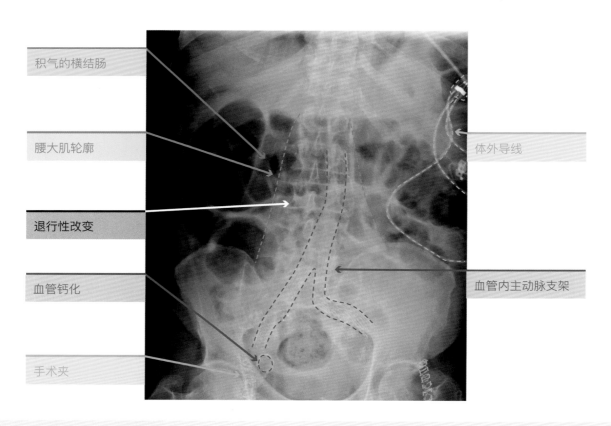

积气的横结肠
腰大肌轮廓
退行性改变
血管钙化
手术夹
体外导线
血管内主动脉支架

概要
　　本例 X 线片显示腹主动脉血管内网状支架，其带有髂动脉分支支架延伸至两侧髂总动脉。双侧股骨区的外科手术夹影，符合近期血管内动脉瘤修复术后改变（EVAR）。

临床检查及处理
　　带髂动脉分支的主动脉支架的位置恰当，在腹部 X

线片上未见其他异常报告。
　　腹主动脉瘤破裂的患者最初应在 ICU/HDU 监护，但择期手术患者可能适合病房护理。重要的是，要确保给予足够的维持补液以减少 CT 造影剂对肾脏的损害。长期的随访内容包括监测腹主动脉瘤的大小增加的迹象，并确保符合药物和最佳的生活方式策略，以达到心血管风险最小化。

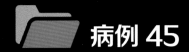

病例 45

一名 64 岁男性患者因右髂窝疼痛、昏睡来到急诊科就诊。主要既往病史为 2 型糖尿病；无吸烟史。检查显示患者的血氧饱和度 95%，体温 38.6℃，心率 80 次 / 分，呼吸频率 18 次 / 分，血压 120/85mmHg。触诊腹部柔软，右髂窝有压痛，肠鸣音亢进。尿试纸检测未见异常。

需拍摄腹部 X 线片以评估可能的肠梗阻。

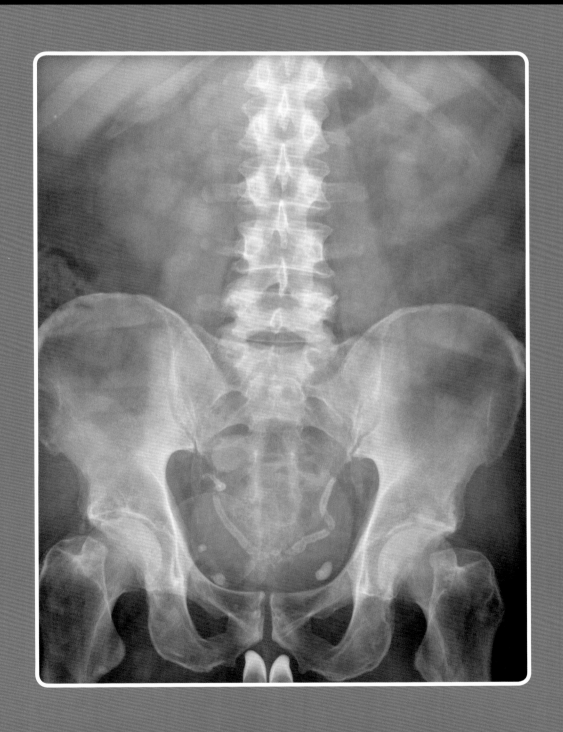

报告：糖尿病患者阴茎移植

患者 ID　匿名。
投照体位　前后仰卧位。
旋转　无旋转。
穿透性　合适（棘突可见）。
投照范围　满意（向上可见前肋，
向下可见耻骨下支）。

肠腔气体类型
肠腔气体类型正常。
升结肠内有少量粪便残留。

肠壁
无结肠或小肠肠壁增厚或壁间积气
的证据。

气腹
无腹内游离气体的证据。

实质脏器
实质器官轮廓正常，未见实质器官
钙化。

血管
无异常的血管钙化。

骨骼
成像中的腰椎或骨盆未见异常。

软组织
两侧腰大肌轮廓可见。
腹壁软组织未见异常。

其他
在骨盆区可见两侧蛇形的 X 线致密
影，最有可能是输精管钙化。
在骨盆区可见几个圆形的 X 线致密
影，最有可能是静脉石。
阴茎植入体在原位，阴茎植入器投
影在右侧骨盆。
未见血管线，引流管或手术夹。

检查区
胆囊结石 / 肾结石：未见阳性结石。
肺底：未全部包括。
脊柱：正常。
股骨头：正常。

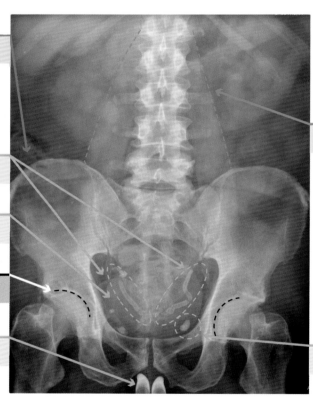

升结肠内残留粪便

输精管钙化

阴茎植入器

正常股骨头

阴茎植入体

腰大肌轮廓

静脉石

概要
　　本例 X 线片显示骨盆内两侧蛇形钙化，符合输精管
钙化。另外在骨盆区还可见几个圆形的钙化密度影，符
合静脉石（静脉内钙化的区域）。阴茎移植是一个偶然
的发现，可能与患者的糖尿病导致阳痿有关。无肠梗阻
或气腹的证据。

临床检查及处理
　　应采用 ABCDE 步骤救治患者。
　　应提供合适的镇痛和补液。
　　应急诊血液检查，包括全血细胞计数、尿素和电解
质、肝功能检测、淀粉酶、骨代谢指标物、C 反应蛋白、
凝血功能、血气分析、血培养，血型和配血检查。
　　为了进一步评估腹部和手术植入物情况，应该考虑
腹部 / 盆腔增强 CT 检查。

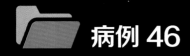

病例 46

　　一名 21 岁女性患者因在过去 48h 内反复出现血性腹泻并加重而到急诊科就诊。患者既往病史无特殊；无吸烟史。检查显示患者的血氧饱和度 98%，体温 37.9℃，心率 104 次 / 分，呼吸频率 21 次 / 分，血压 128/72mmHg。触诊腹部柔软，伴全腹压痛，肠鸣音正常。尿试纸检测未见异常，妊娠试验阴性。

　　需拍摄腹部 X 线片以评估可能的结肠炎。

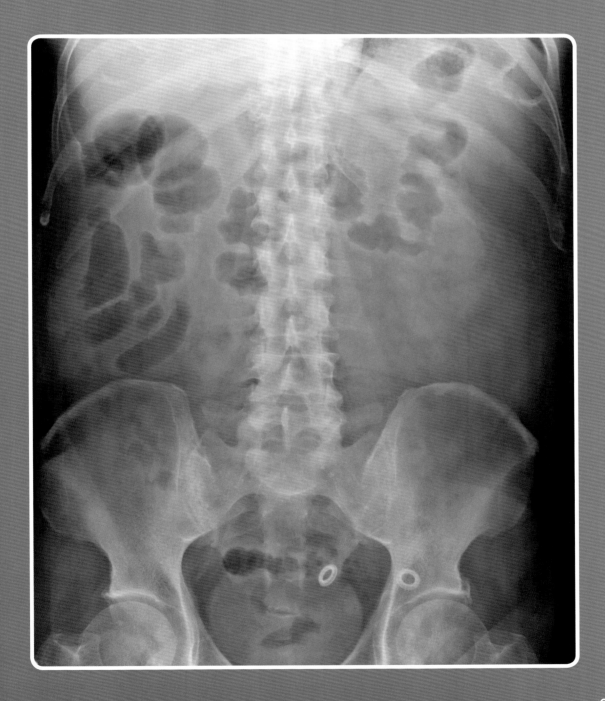

报告：结肠炎

患者 ID　匿名。
投照体位　前后仰卧位。
旋转　无旋转。
穿透性　合适（棘突可见）。
投照范围　不满意（耻骨联合和耻骨下支未包括）。

肠腔气体类型
肠腔气体类型正常。

肠壁
在左上腹区可见横结肠壁增厚，正常结肠袋皱襞消失，呈现拇指印征，符合肠壁水肿。

无结肠或小肠肠壁间积气的证据。

气腹
无腹内游离气体的证据。

实质脏器
实质器官轮廓正常，未见实质器官钙化。

血管
无异常的血管钙化。

骨骼
成像中的胸椎、腰椎或骨盆未见异常。

软组织
两侧腰大肌轮廓可见。
腹壁软组织未见异常。

其他
在左半侧骨盆区可见两个圆形的 X 线致密影，符合衣服饰人工制品。未见血管线、引流管及手术夹。

检查区
胆囊结石 / 肾结石：未见阳性结石。
肺底：未全部包括。
脊柱：正常。
股骨头：正常。

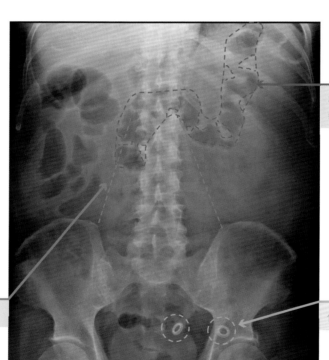

横结肠肠壁水肿，结肠袋皱襞消失，拇指印征

腰大肌轮廓

体外异物

概要
　　本例 X 线片显示横结肠肠壁水肿，伴随正常结肠袋皱襞消失和出现拇指印征，提示结肠炎。根据临床病史，这可能是感染性或炎症性的病变。

临床检查及处理
　　应采用 ABCDE 步骤救治患者。
　　应提供合适的镇痛和补液。

　　应急诊血液检查，包括全血细胞计数、尿素和电解质、肝功能检测、血沉、C 反应蛋白、铁检测、叶酸检测、血气分析，血型和配血检查。应送检大便标本。
　　应考虑紧急转诊到胃肠病科。
　　为了更好地观察解剖结构和评估并发症，如气腹和脓肿的形成，应考虑腹部 / 盆腔的 CT 增强扫描。
　　治疗方案将取决于进一步检查的结果及患者的临床状态。

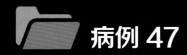

病例 47

一名 20 岁女性患者因反复出现血性腹泻并在过去 24h 内病情加重而到急诊科就诊。既往病史无特殊；无吸烟史。检查显示患者的血氧饱和度 98%，体温 39.2℃，心率 88 次 / 分，呼吸频率 20 次 / 分，血压 120/68mmHg。腹部僵硬，有全腹压痛，肠鸣音正常。尿试纸检测未见异常，妊娠试验阴性。

需拍摄腹部 X 线片以评估可能的肠梗阻。

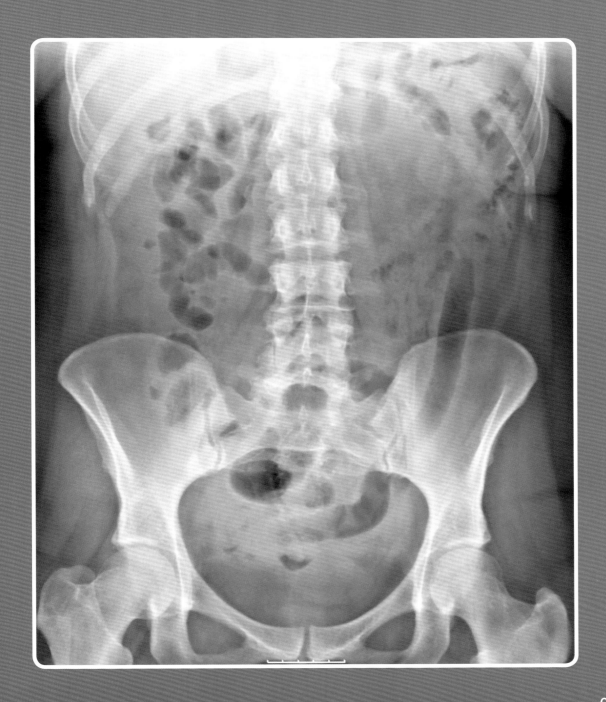

报告：结肠炎

患者 ID　匿名
投照体位　前后仰卧位
旋转　无旋转
穿透性　合适（棘突可见）
投照范围　满意（向上可见前肋，向下可见耻骨下支）。

肠腔气体类型
肠腔气体类型正常。

肠壁
在左下腹区可见降结肠远端和乙状结肠肠壁增厚，正常结肠袋皱襞消失，符合肠壁水肿表现，这称为"铅管结肠"。

无结肠或小肠肠壁间积气的证据。

气腹
无腹内游离气体的证据。

实质脏器
实质器官轮廓正常，未见实质器官钙化。

血管
无异常的血管钙化。

骨骼
S_1骶椎腰椎化，此为正常解剖变异。成像中的胸椎、腰椎或骨盆未见异常。

软组织
两侧腰大肌轮廓可见，腹壁软组织未见异常。

其他
未见 X 线致密异物影。
未见血管线、引流管及手术夹。

检查区
胆囊结石 / 肾结石：未见阳性结石。
肺底：未全部包括。
脊柱：正常。
股骨头：正常。

腰大肌轮廓

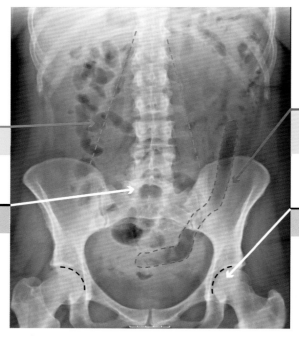

S_1腰椎化

降结肠和乙状结肠肠壁水肿，结肠袋皱襞消失

正常股骨头

概要
　　本例 X 线片显示降结肠远端和乙状结肠肠壁水肿，伴随正常结肠袋皱襞消失。根据临床病史，这些表现可能继发于结肠炎，在性质上属于感染性或炎症性病变。

临床检查及处理
　　应采用 ABCDE 步骤救治患者。
　　应提供合适的镇痛和补液。

　　应急诊血液检查，包括全血细胞计数、尿素和电解质、肝功能检测、血沉、C 反应蛋白、铁检测、叶酸检测、血气分析、血型和配血检查。应送检大便标本。
　　应考虑紧急转诊到胃肠病科。
　　为了更好地观察解剖结构和评估并发症，如气腹和脓肿的形成，应考虑腹部 / 盆腔的 CT 增强扫描。
　　治疗方案将取决于进一步检查的结果以及患者的临床状态。

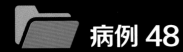

病例 48

　　一名 17 岁男性患者因腹痛、呕吐和左腿无法负重而到急诊科就诊。主要既往病史为先天性脊柱疾病；无吸烟史。他体内置入的脑室腹膜腔（VP）分流管在原位；由于严重的胃食管反流，现正在等候安置经皮内镜下经胃空肠造瘘管。检查显示患者的血氧饱和度 99%，体温 36.4℃，心率 95 次 / 分，呼吸频率 23 次 / 分，血压 126/69mmHg。触诊腹部柔软，有轻度全腹压痛，肠鸣音正常。由于疼痛，患者无法做任何自主的背部或左髋的运动。

　　需拍摄腹部 X 线片以评估脑室腹膜腔分流管的位置及可能的肠梗阻。

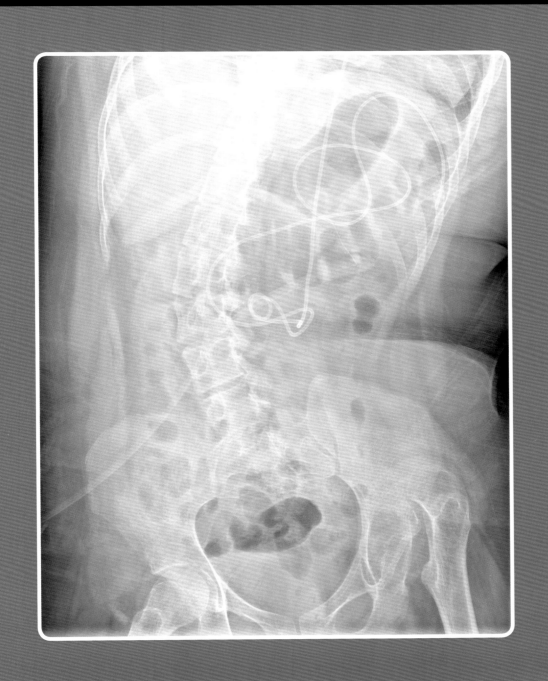

报告：脊柱侧弯及左髋关节脱位

患者 ID　匿名。
投照体位　前后仰卧位。
旋转　无旋转。
穿透性　合适（棘突可见）。
投照范围　不满意（耻骨联合和耻骨下支未完全包括）。

肠腔气体类型
肠腔气体类型正常。

肠壁
无结肠或小肠无肠壁增厚或壁间气肿征象。

气腹
无腹内游离气体的证据。

实质脏器
实质器官轮廓正常，未见实质器官

钙化。

血管
无异常的血管钙化。

骨骼
可见中度胸腰椎侧弯，以 L_2 椎体为中心。
下胸椎和上腰椎有骨赘，左侧桥状骨赘形成。
左股骨头位置异常，位于髋臼的外上侧，符合髋关节后脱位。无相关骨折。

软组织
两侧腰大肌轮廓可见。
腹壁软组织未见异常。

其他
可见脑室腹膜腔分流管在原位，其末端投影于左上腹部。
另可见一条 X 线致密线，可能延伸至患者体外，投影横过腹部，其意义不明。
未见血管线、引流管及手术夹。

检查区
胆囊结石 / 肾结石：未见阳性结石。
肺底：右肺底未全部包括。
脊柱：胸腰椎向右侧弯，以 L_2 为中心，伴有骨赘形成及左侧桥状骨赘。
股骨头：左髋关节轮廓异常。髋臼变浅，左股骨头外上侧移位，符合髋关节后脱位；股骨头也有发育不良。

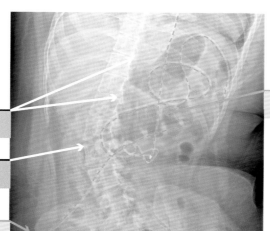

骨赘

脊柱侧弯

体外线影

脑室腹膜腔分流管

髋臼发育不良

畸形的左髋关节脱位

概要
　　本例 X 线片显示中度胸腰椎向右侧弯，以 L_2 椎体为中心，伴有下胸椎和上腰椎的桥状骨赘形成及左髋关节后脱位，考虑到有髋臼和股骨头发育不良，上述这些表现可能是慢性过程。无任何其他明显异常的证据。注意到脑室腹膜腔分流管的末端投影在腹部左上象限。

临床检查及处理
　　应采用 ABCDE 步骤救治患者。

应提供合适的镇痛。
　　应急诊血液检查，包括全血细胞计数、尿素和电解质、骨代谢指标物、肝功能检测、C 反应蛋白、凝血功能，并查血型和配血检查。
　　应复习和对照之前的影像资料，以确认髋关节脱位及脊柱侧弯的病程，似乎为慢性，并应与骨科团队讨论。
　　患者应转诊至有神经外科介入的儿科团队，以排除脑室腹膜腔分流管功能障碍。

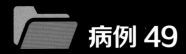

病例 49

一名 2 岁男童因腹痛加重而到急诊科就诊。主要既往病史为发育迟缓，需要经皮内镜下胃造瘘管喂养。检查显示患者的血氧饱和度 97%，体温 37.2℃，心率 152 次 / 分，呼吸频率 40 次 / 分。触诊腹部柔软，有全腹压痛，肠鸣音正常。尿试纸检测未见异常。

需拍摄腹部 X 线片以评估可能的肠梗阻。

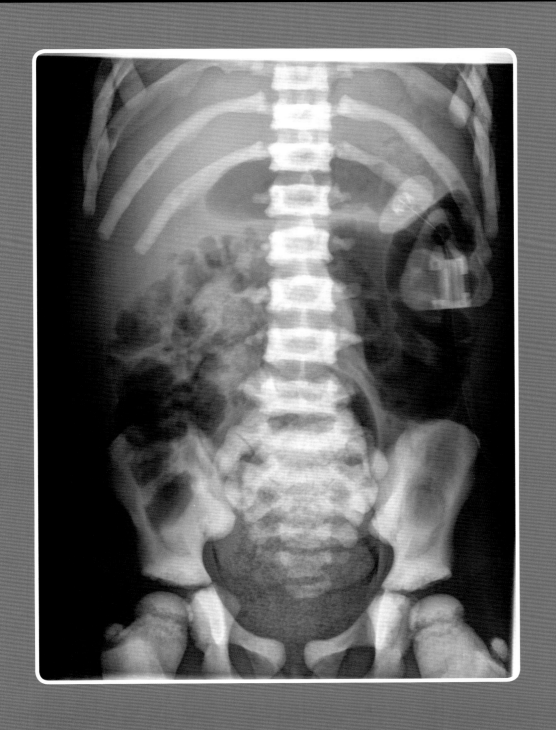

报告：骨硬化病

患者 ID　匿名。
投照体位　前后仰卧位。
旋转　无旋转。
穿透性　合适（棘突可见）。
投照范围　不满意（耻骨下支未完全包括）。

肠腔气体类型
直肠内有大量的粪便残渣。无肠管扩张。

肠壁
无结肠或小肠肠壁增厚或肠壁积气的证据。

气腹
无腹内游离气体的证据。

实质脏器
实质器官轮廓正常，未见实质器官钙化。

血管
无异常的血管钙化。

骨骼
骨骼呈弥漫性均匀硬化，骨质密度增加。
椎体骨显示多个分层密度影，即终板下骨质致密与椎体中心相对性低密度透亮，符合"橄榄球衣样脊柱"（rugger-jersey spine）表现。
双侧股骨颈干骺端增宽。
由于骨化中心尚未融合，股骨头、大粗隆和髋臼有生长板，这符合该年龄段儿童的正常表现。

软组织
两侧腰大肌轮廓未见，并无特异性，尤其是该年龄段的儿童。
腹壁软组织未见异常。

其他
有一个端口和 X 线致密管状影投影于左上腹部区，符合经皮内镜下胃造口术。
未见血管线、引流管及手术夹。

检查区
胆囊结石/肾结石：未见阳性结石。
肺底：未全部包括。
脊柱：橄榄球衣样表现。
股骨头：双侧股骨颈干骺端增宽并可见生长板。

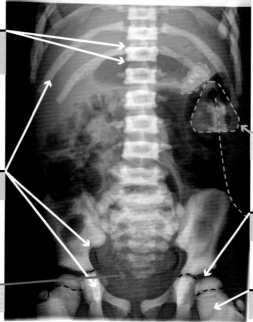

终板下骨质硬化与椎体中央相对透亮，"rugger-jersey 脊柱"

骨质硬化

直肠内残留粪便

经皮内窥镜下胃造瘘

生长板

股骨颈干骺增宽

概要
　　本例 X 线片显示弥漫性骨质密度增加，"rugger-jersey 脊柱"表现和双侧股骨颈的干骺端增宽。根据临床病史，最有可能的诊断是骨硬化症。注意左上腹部区的胃造瘘口。直肠内有大量粪便残渣，但无肠梗阻的证据。

临床检查及处理
　　应提供合适的镇痛和补液。

　　应急诊血液检查，包括全血细胞计数、尿素和电解质、骨代谢指标物、肝功能检测、C 反应蛋白、血气分析，并查血型和配血检查。

　　无明确的腹部 X 线异常表现可解释患者的腹痛。应寻求外科介入。

　　患者应转诊至专科医师以进一步评估和处理骨硬化病。

　　考虑到病情复杂的需求，包括发育迟缓和经皮内镜下胃造瘘管喂养，患者可能需要多学科团队介入。

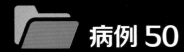

病例 50

一名 80 岁女性患者因腹胀、恶心和胆汁性呕吐且加重而到急诊科就诊。主要既往病史为高血压、骨关节炎和 2 型糖尿病，有吸烟史。检查显示患者的血氧饱和度 100%，体温 37.2℃，心率 100 次 / 分，呼吸频率 22 次 / 分，血压 145/90mmHg。触诊腹部僵硬，有全腹压痛，肠鸣音亢进。尿试纸检测未见异常。

需要拍摄腹部 X 线片以评估可能的肠梗阻。

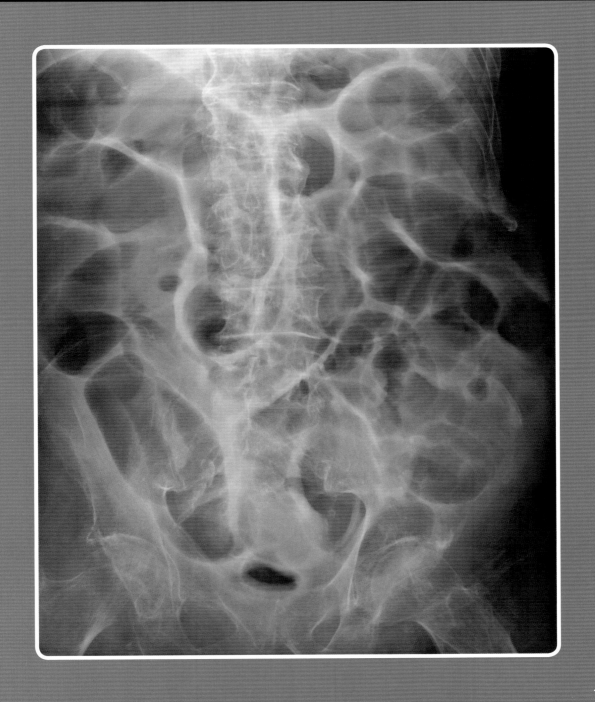

报告：混合性肠梗阻（小肠梗阻和结肠梗阻）

患者 ID　匿名。
投照体位　前后仰卧位。
旋转　无旋转。
穿透性　合适（棘突可见）。
投照范围　满意（向上可见前肋，向下可见耻骨下支）。

肠腔气体类型
在腹部中央和周围可见多发扩张的小肠和大肠肠襻，符合肠梗阻。

肠壁
无结肠或小肠肠壁增厚或壁间积气的证据。

气腹
无腹内游离气体的证据。

实质脏器
实质器官轮廓正常，未见实质器官钙化。

血管
右侧股动脉和双侧髂动脉钙化。

骨骼
整个脊柱可见中度至重度退行性改变伴骨赘形成和椎间盘间隙狭窄。双侧髋关节可见中度骨关节炎改变，包括软骨下骨质硬化和关节间隙变窄。

弥漫性骨质减少。

软组织
两侧腰大肌轮廓线未见显示，这是非特异性的。
腹壁软组织未见异常。

其他
未见 X 线致密异物影。
未见血管线、引流管及手术夹。

检查区
胆囊结石 / 肾结石：未见阳性结石。
肺底：未全部包括。
脊柱：中度至重度退行性改变。
股骨头：中度退行性改变。

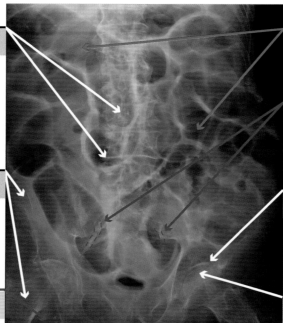

脊柱退行性改变　　　　　　　　　　　　肠管扩张

　　　　　　　　　　　　　　　　　　　髂动脉钙化

广泛骨质减少　　　　　　　　　　　　　软骨下骨质硬化

股动脉钙化　　　　　　　　　　　　　　关节间隙变窄

概要
　　本例 X 线片显示腹部中央和周围广泛扩张的小肠和大肠肠襻，符合肠梗阻。这是一种开襻性梗阻，在 X 线片上未能找出梗阻的原因。脊柱呈中度至重度退行性改变，双侧髋关节中度退行性改变及广泛骨质减少都为偶然的发现。

临床检查及处理
　　应采用 ABCDE 步骤救治患者。

应提供合适的镇痛和补液。
　　患者应禁食及插入鼻胃管引流以降低小肠压力，应开始静脉输液。
　　应急诊血液检查，包括全血细胞计数、尿素和电解质、C 反应蛋白、骨代谢指标物、肝功能检测、凝血功能、血气分析，并查血型和配血检查。
　　应紧急联系普外科团队，并应考虑做腹部 / 盆腔增强 CT 扫描，以便更好地显示解剖并做进一步的评估。

（病例 26 ～ 50　王向阳，译）

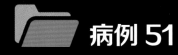

一名 75 岁女性患者因骨痛、腹痛加剧，5 天无排便到急诊科就诊。她的主要既往病史为肾细胞癌（等待手术）；无吸烟史。检查显示患者的血氧饱和度 95%，体温 37.1℃，心率 88 次 / 分，呼吸频率 19 次 / 分，血压 130/75mmHg。触诊腹部柔软，无肌紧张，肠鸣音正常。

需要拍摄腹部 X 线片以评估可能的肠梗阻。

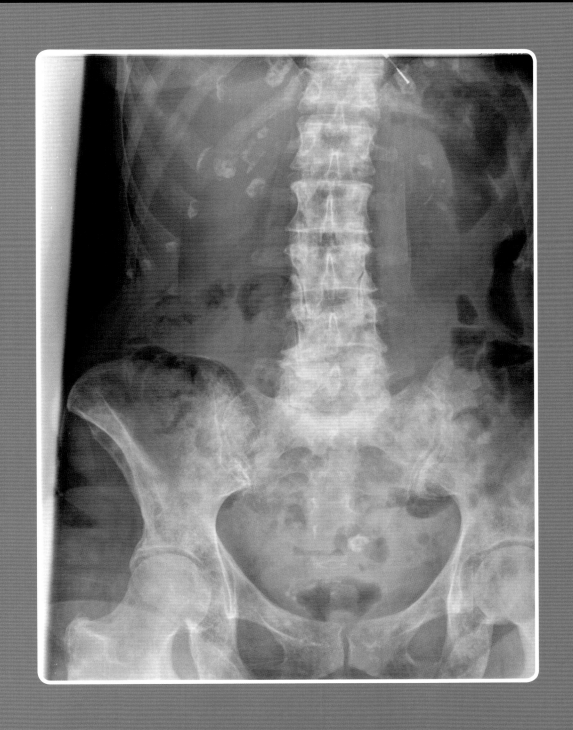

报告：混合性骨病（溶骨性骨病和硬化性骨病）

患者 ID　匿名。
投照体位　前后仰卧位。
旋转　无旋转。
穿透性　合适（棘突可见）。
投照范围　不满意（左侧髂骨外侧面和耻骨下支未包括）。

肠腔气体类型
少量粪便残渣主要在升结肠内。

肠壁
无结肠或小肠肠壁增厚或肠壁积气的证据。

气腹
无腹内游离气体的证据。

实质脏器
实质器官轮廓正常，未见实质器官钙化。

血管
无异常的血管钙化。

骨骼
包括脊柱和两侧骨盆的中轴骨有多发混合性（溶骨性和硬化性）骨质病变。
下腰椎中度退行性改变。
两侧肋软骨钙化。

软组织
两侧腰大肌轮廓线可见。

腹壁软组织未见异常。

其他
心脏起搏器电极线投影在 T_{12} 椎体左侧，可能位于右心室内。
盆腔区可见一个钙化影，可能为肠系膜淋巴结钙化。
未见血管线、引流管或手术夹。

检查区
胆囊结石／肾结石：未见阳性结石。
肺底：未全部包括。
骨质：混合性（溶骨性和硬化性）脊柱病变伴下腰椎中度退行性改变。
股骨头：多发溶骨性病变。

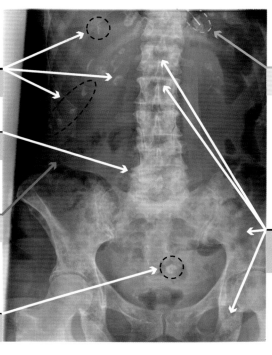

肋软骨钙化

退行性改变

升结肠内粪便残渣

盆腔内钙化

起搏器电极线

混合性（溶骨性和硬化性）骨质病变

概要
　　本例 X 线片显示在整个退行性改变背景下的中轴骨有多发混合性（溶骨性和硬化性）骨质病变，可能为继发于肾细胞癌的转移。无肠梗阻或气腹的证据。心脏起搏器线为偶然的发现。

临床检查及处理
　　应采用 ABCDE 步骤救治患者。
　　应提供合适的镇痛和补液。
　　应急诊血液检查，包括全血细胞计数、尿素和电解

质、C 反应蛋白、肝功能检测、骨代谢指标物、血气分析和肿瘤标志物。
　　如果近期未做过影像学检查，应考虑做胸部、腹部和盆腔增强 CT 扫描，以评估已知的肾细胞癌和疾病进展。
　　患者应转至肿瘤科进一步处理，包括活检和多学科团队（MDT）讨论。治疗可能包括手术、放疗、化疗或姑息性治疗，这将取决于多学科团队讨论的结论和患者的意愿。

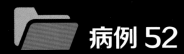

病例 52

一名 25 岁女性患者因腹泻到急诊科就诊。主要既往病史为克罗恩病；无吸烟史。检查显示患者的血氧饱和度 98%，体温 37.4℃，心率 82 次 / 分，呼吸频率 14 次 / 分，血压 110/60mmHg。触诊腹部柔软，有全腹压痛，肠鸣音正常。尿试纸检测未见异常，妊娠试验阴性。

需拍摄腹部 X 线片以评估可能的结肠炎。

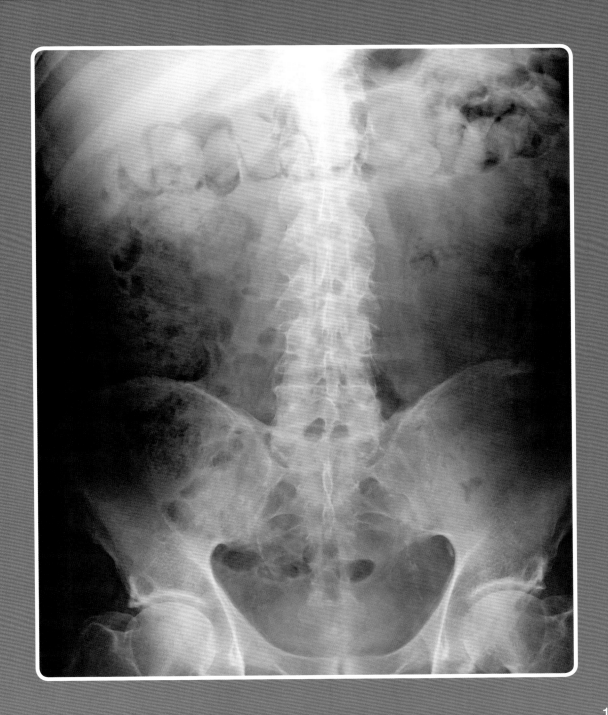

报告：粪便残渣及骶髂关节融合

患者 ID　匿名。
投照体位　前后仰卧位。
旋转　无旋转。
穿透性　合适（棘突可见）。
投照范围　不满意（耻骨联合和耻骨下支未全部包括）。

肠腔气体类型
肠腔气体类型正常。
整个升结肠内有中等量粪便残渣，横结肠内有硬粪块。

肠壁
无结肠或小肠肠壁增厚或壁间积气的证据。

气腹
无腹内游离气体的证据。

实质脏器
实质器官轮廓正常，未见实质器官钙化。

血管
无异常的血管钙化。

骨骼
两侧骶髂关节融合。
成像中的胸椎和腰椎未见异常。

软组织
两侧腰大肌轮廓线可见。
腹壁软组织未见异常。

其他
未见 X 线致密异物影。
未见血管线、引流管或手术夹。

检查区
胆囊结石／肾结石：未见阳性结石。
肺底：未全部包括。
脊柱：正常。
股骨头：正常。

横结肠内硬粪块

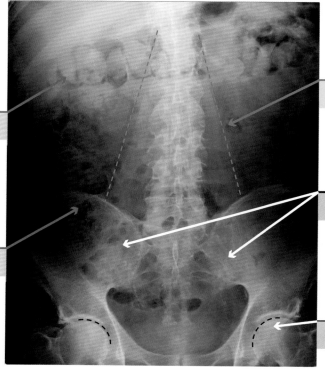

腰大肌轮廓

骶髂关节融合

升结肠内粪便残渣

正常股骨头

概要
　　本例 X 线片显示升结肠内中等量粪便残渣，横结肠内硬粪块，但无肠壁水肿或活动性结肠炎的证据。根据临床病史，影像表现可能提示是溢出性腹泻。两侧骶髂关节融合为偶然的发现，可能与肠病性关节炎相关。

临床检查及处理
　　应采用 ABCDE 步骤救治患者。
　　应提供合适的镇痛和补液。
　　治疗目的在于通过口服泻药或灌肠解除患者的肠道嵌顿，随后应建议患者调整生活方式，包括摄入足够液体、足够膳食纤维和适当的运动。

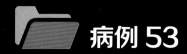
一名 42 岁男性患者因腹胀、盗汗、淋巴结肿大和体重下降到急诊科就诊，目前正查找病因。无吸烟史。检查显示患者的血氧饱和度 99%，体温 36.2℃，心率 80 次 / 分，呼吸频率 19 次 / 分，血压 120/72mmHg。触诊腹部柔软，可见明显膨胀，无压痛，可触及显著的肝脾增大。肠鸣音正常。尿试纸检测未见异常。

需要拍摄腹部 X 线片以评估可能的肠梗阻。

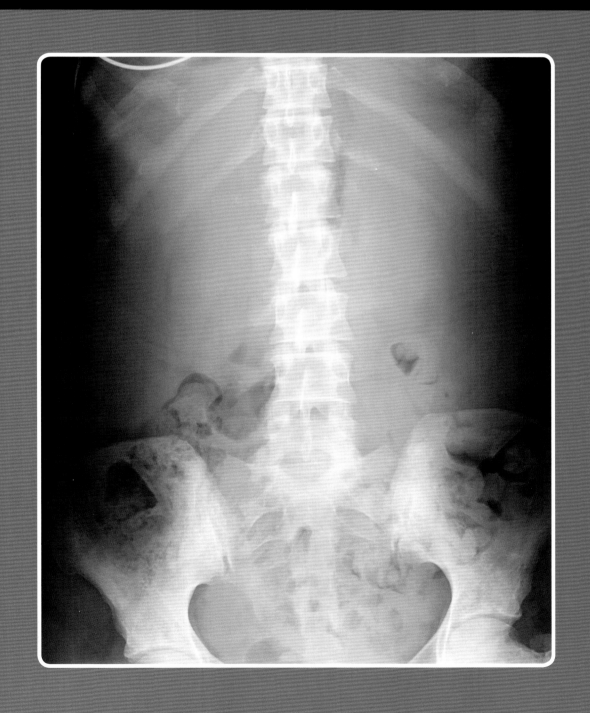

报告：肝脾肿大

患者 ID　匿名。
投照体位　前后仰卧位。
旋转　无旋转。
穿透性　合适（棘突可见）。
投照范围　不满意（耻骨联合、耻骨下支和髋关节未全部包括）。

肠腔气体类型
肠管被上腹部的均匀致密影向下推移至下腹部和盆腔。
结肠内有粪便残渣。

肠壁
无结肠或小肠肠壁增厚或壁间积气

的证据。

气腹
无腹内游离气体的证据。

实质脏器
在两侧上腹部区可见一个大的均匀致密影，符合肝脾肿大指征。

血管
无异常的血管钙化。

骨骼
成像中的胸椎、腰椎未见异常。

软组织
两侧腰大肌轮廓线可见。
腹壁软组织未见异常。

其他
右上腹部可见一条 X 线致密线影，可能为体外线。
未见血管线、引流管及手术夹。

检查区
胆囊结石 / 肾结石：未见阳性结石。
肺底：未全部包括。
脊柱：正常。
股骨头：未见显示。

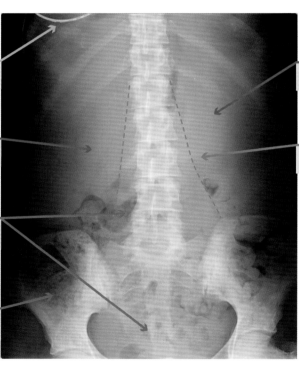

体外线
肝脏增大
结肠向下移位至盆腔
结肠内粪便残渣

脾脏增大
腰大肌轮廓

概要
　　本例 X 线片显示上腹部的巨大均匀致密影，导致肠管向下移位至下腹部和盆腔，符合肝脾肿大指征。

临床检查及处理
　　应采用 ABCDE 步骤救治患者。
　　应提供合适的镇痛和补液。
　　应急诊血液检查，包括全血细胞计数、尿素和电解质、C 反应蛋白、血沉、肝功能检测、骨代谢指标物、乳酸脱氢酶、肝炎筛查、巨细胞病毒（CMV）和 EB 病

毒筛查（EBV）、凝血功能、肿瘤标志物、血气分析和血涂片。
　　应首先考虑做腹部超声扫描，以便更清晰的显示肝脏和脾脏，并评估任何有关的门静脉高压。
　　应考虑做胸部、腹部和盆腔增强 CT 以进一步评估其他部位的淋巴结肿大。
　　根据上述结果，应考虑转诊到血液科和（或）肿瘤科做进一步处理，包括活检和多学科团队（MDT）讨论。治疗可能包括手术、放疗、化疗或姑息治疗，这将取决于多学科团队讨论结果、临床检查和患者意愿。

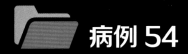

病例 54

　　一名 34 周出生的男婴在 12 天后因腹胀、呕吐就诊于急诊科，并有超过 24h 无排便。患儿既往病史无特殊。检查显示患者的血氧饱和度 97%，体温 37℃，心率 220 次 / 分，呼吸频率 62 次 / 分。触诊腹部柔软，注意到有左侧腹股沟疝。尿试纸检测未见异常。

　　需要拍摄腹部 X 线片以评估可能的肠梗阻。

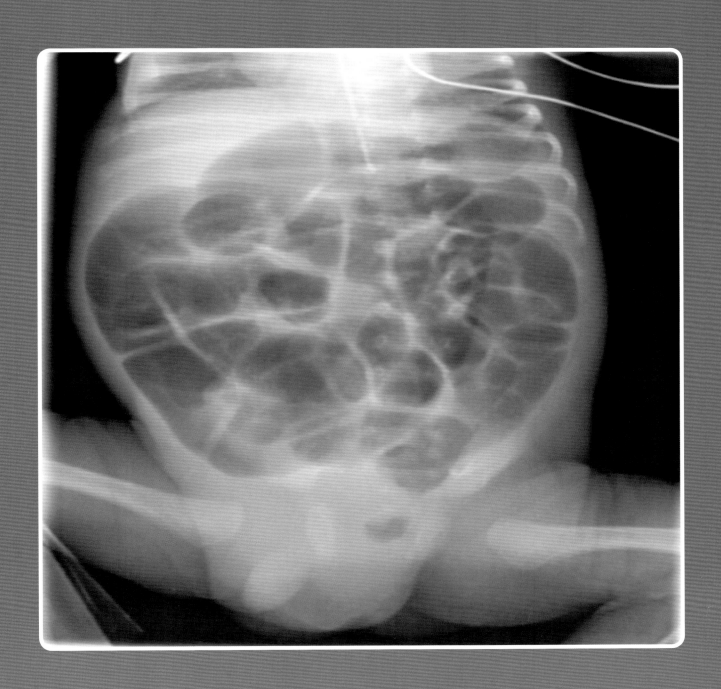

报告：左侧腹股沟疝伴肠梗阻

患者 ID　匿名。

投照体位　前后仰卧位（蛙式位）。

旋转　骨盆不对称和脊柱向左偏移的表现是由于患者向右旋所致。

穿透性　合适（棘突可见）。

投照范围　满意（向上可见前肋，向下可见耻骨下支）。

肠腔气体类型

腹部中央可见多发扩张的肠襻。骨盆腹股沟区可见一积气肠襻，最有可能为嵌顿性腹股沟疝。

肠壁

无结肠或小肠肠壁增厚或壁间积气的证据。

气腹

无腹内游离气体的证据。

实质脏器

实质器官轮廓正常，未见实质器官钙化。

血管

无异常的血管钙化。

骨骼

由于患儿向右旋转，导致脊柱向左侧偏移。

由于骨盆骨和股骨尚未融合，它们之间存在软骨，这是该年龄段儿童的正常表现。

软组织

两侧腰大肌轮廓未见，并无特异性，尤其这个年龄段的儿童。

腹壁软组织未见异常。

其他

鼻胃管在原位，尖端位于左上腹；上腹部和胸部左侧可见一条 X 线致密线影，可能为体外线。

未见血管线、引流管或手术夹。

检查区

胆囊结石 / 肾结石：未见阳性结石。

肺底：未全部包括。

脊柱：脊柱向左侧偏移，由于患儿向右旋转所致。

股骨头：正常（生长板可见）。

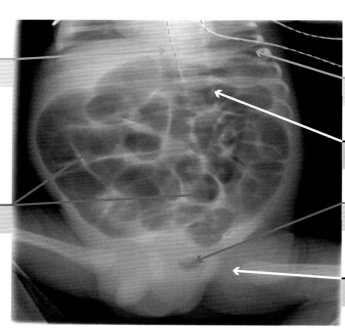

鼻胃管

体外线

脊柱偏离

扩张的肠襻

嵌顿性腹股沟疝

未融合骨之间的软骨

概要

　　本例 X 线片显示腹部中央有多发扩张肠襻，左侧腹股沟区有一积气肠襻，可能提示左侧嵌顿性腹股沟疝及继发肠梗阻。鼻胃管在原位，但可能得推进以保证它在胃体内。

临床检查及处理

　　应采用 ABCDE 步骤救治患儿。

　　应提供合适的镇痛和补液。

　　患儿应开始使用广谱抗生素，禁食，并建议静脉输液。

　　应急诊血液检查，包括全血细胞计数、尿素和电解质、血培养、血气分析、凝血功能、血型和配血检查、C 反应蛋白。

　　患儿应紧急转诊至新生儿外科以便进行疝气的评估和修补。

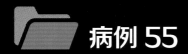

病例 55

一名 48 岁男性患者因全腹痛、腹胀到急诊科就诊。他不能排气或排便。既往病史无特殊；有吸烟史。检查显示患者的血氧饱和度 94%，体温 35.9℃，心率 104 次 / 分，呼吸频率 26 次 / 分，血压 140/90mmHg。腹部有腹膜炎状表现，肠鸣音亢进。尿试纸检测未见异常。

需要拍摄腹部 X 线片以评估可能的肠梗阻。

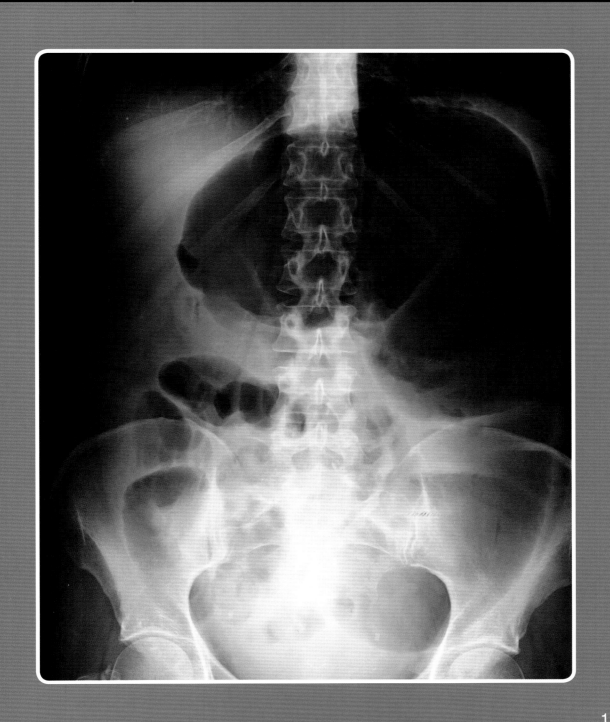

报告：盲肠扭转

患者 ID　匿名。
投照体位　前后仰卧位。
旋转　无旋转。
穿透性　合适（棘突可见）。
投照范围　不满意（耻骨联合、耻骨下支和髋关节未包括）。

肠腔气体类型
盲肠极度扩张，位置异常；未见小肠肠襻扩张。

肠壁
无结肠或小肠肠壁增厚或壁间积气的证据。

气腹
无腹内游离气体的证据。

实质脏器
实质器官轮廓正常，未见实质器官钙化。

血管
无异常的血管钙化。

骨骼
成像中的胸椎、腰椎或骨盆未见异常。

软组织
左侧腰大肌轮廓未见，并无特异性。
腹壁软组织未见异常。

其他
未见 X 线致密异物影。
未见血管线、引流管及手术夹。

检查区
胆囊结石 / 肾结石：未见阳性结石。
肺底：未全部包括。
脊柱：正常。
股骨头：正常。

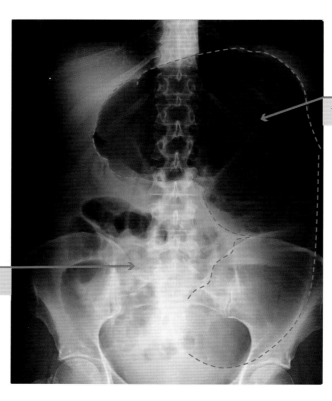

盲肠扭转

小肠向外、向下移位

概要
　　本例 X 线片显示一个巨大的大肠积气肠襻，符合盲肠扭转。

临床检查及处理
　　应采用 ABCDE 步骤救治患者。
　　应提供合适的镇痛和补液。

　　患者应保持禁食及插入鼻胃管作通畅的引流，应开始静脉输液。
　　应急诊血液检查，包括全血细胞计数、尿素和电解质、C 反应蛋白、肝功能检测、凝血功能、血气分析，并查血型和配血检查。
　　应紧急联系普外科团队，临床处理方式包括可通过内窥镜下减压或通过扭转复位和肠造口的外科干预。

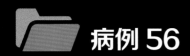

病例 56

　　一名 18 岁女性患者因下腹剧烈疼痛到急诊科就诊。既往病史无特殊，无吸烟史。检查显示患者的血氧饱和度 97%，体温 37.2℃，心率 80 次 / 分，呼吸频率 18 次 / 分，血压 120/85mmHg。触诊腹壁僵硬，有全腹压痛，尤其在左髂窝区，肠鸣音正常。尿试纸检测未见异常，妊娠试验阴性。

　　需要拍摄腹部 X 线片以评估可能的肠梗阻。

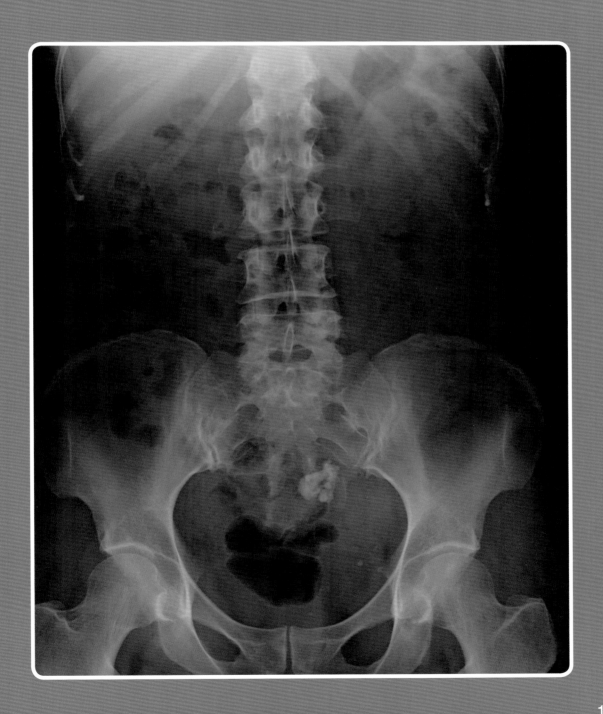

报告：皮样囊肿

患者 ID　匿名。
投照体位　前后仰卧位。
旋转　无旋转。
穿透性　合适（棘突可见）。
投照范围　满意（向上可见前肋，向下可见耻骨下支）。

肠腔气体类型
肠腔气体类型正常。

肠壁
无结肠或小肠肠壁增厚或壁间积气的证据。

气腹
无腹内游离气体的证据。

实质脏器
实质器官轮廓正常，未见实质器官钙化。

血管
无异常的血管钙化。

骨骼
成像中的胸椎、腰椎或骨盆未见异常。

软组织
两侧腰大肌轮廓线可见。

腹壁软组织未见异常。

其他
在左半骨盆区可见一圆形 X 线致密影，显示牙齿样钙化，可能代表为卵巢皮样囊肿。
在盆腔下部可见数个圆形 X 线致密影，最有可能为静脉石。
未见血管线、引流管或手术夹。

检查区
胆囊结石 / 肾结石：未见阳性结石。
肺底：未全部包括。
脊柱：正常。
股骨头：正常。

钙化的盆腔囊肿　　　　　　　　　　　　　　腰大肌轮廓

静脉石

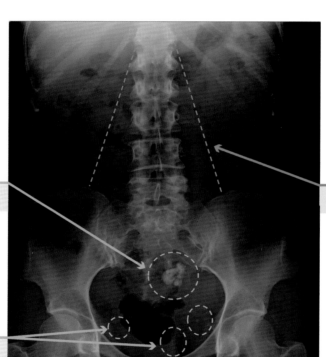

概要

本例 X 线片显示在左半骨盆区有一圆形 X 线致密影伴牙齿样钙化，可能代表有扭转可能的卵巢皮样囊肿（畸胎瘤）或子宫平滑肌瘤。

没有肠梗阻的证据。

临床检查及处理

应采用 ABCDE 步骤救治患者。
应提供合适的镇痛和补液。

应急诊血液检查，包括全血细胞计数、尿素和电解质、C 反应蛋白、骨代谢指标物、肝功能检测、肿瘤标志物、凝血功能、血气分析，并血型和配血检查。

应考虑做盆腔超声扫描以便更好地评估盆腔病变。患者应紧急转诊至妇科。虽然最有可能的诊断是卵巢皮样囊肿（畸胎瘤），其他鉴别诊断也应考虑，取决于血液检查结果和临床表现。

根据超声结果，可能需要做盆腔 MRI 扫描以进一步评估盆腔病变。

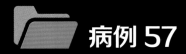

病例 57

　　一名 79 岁女性患者因剧烈中腹部疼痛、恶心、呕吐和腹泻就诊于急诊科。主要既往史为高血压、房颤、骨质疏松；无吸烟史。检查显示患者在 4L 氧流量下血氧饱和度 94%，体温 39℃，心率 100 次 / 分，呼吸频率 22 次 / 分，血压 96/52mmHg。腹壁僵硬，全腹压痛，肠鸣音正常。直肠检查证实有液性粪便伴少量新鲜出血，尿试纸检测未见异常。

　　需拍摄腹部 X 线片以评估可能的结肠炎。

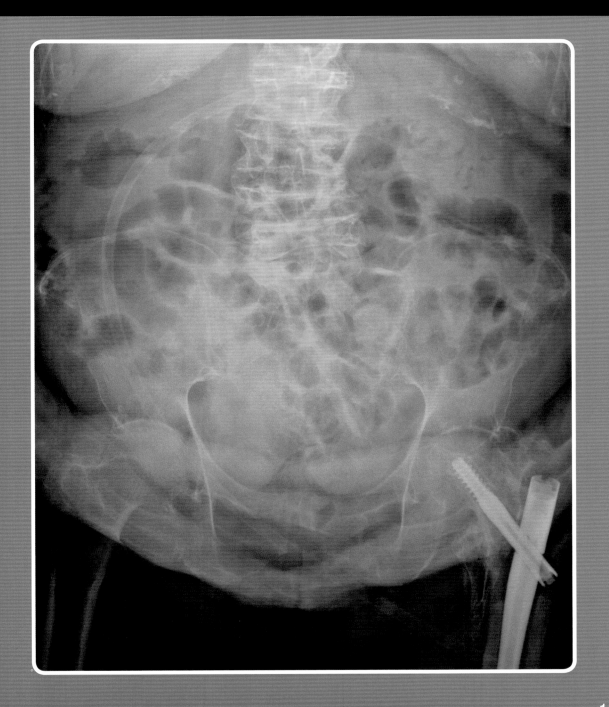

报告：骨关节炎伴椎体压缩性骨折

患者 ID　匿名。
投照体位　前后仰卧位。
旋转　无旋转。
穿透性　合适（棘突可见）。
投照范围　不满意（上腹部和膈肌未包括）。

肠腔气体类型
肠腔气体类型正常。

肠壁
无结肠或小肠肠壁增厚或壁间积气的证据。

气腹
无腹内游离气体的证据。

实质脏器
实质器官轮廓正常，未见实质器官

钙化。

血管
无异常的血管钙化。

骨骼
可见弥漫性骨量减少，尤其是脊柱。整个脊柱及骶髂关节和髋关节可见显著退行性改变。
L_3、L_4、L_5椎体压缩性骨折（可能为不完全）。
左侧股骨粗隆下陈旧性骨折，已用股骨近端钉进行内固定术修复，其邻近可见骨重塑和异位骨化。

软组织
两侧腰大肌轮廓未见，为非特异性；腹壁软组织未见异常。

其他
左侧股骨近端内固定钉在原位，但未见其他 X 线致密异物。
可见一外来线投影于右侧腹部和骨盆部，最有可能是氧气管。患者的手可见交叉在骨盆区。
未见血管线、引流管或手术夹。

检查区
胆囊结石/肾结石：未见阳性结石。
肺底：未显示。
脊柱：L_3、L_4、L_5椎体压缩性骨折。
股骨头：左侧股骨粗隆下陈旧性骨折及左侧股骨近端内固定钉在原位。

椎体压缩性骨折	退行性改变
关节间隙变窄	弥漫性骨量减少
骨赘	异位骨化
	骨重塑
外来线影（可能为氧气管）	股骨近端内固定钉
患者的手	患者的手

概要
　　本例 X 线片显示肠管表现正常，无结肠炎、壁间积气或气腹的证据。同时也显示在整个脊柱、骶髂关节和髋关节有弥漫骨量减少和显著退行性变的背景下，有产生时间不确定的 L_3、L_4、L_5 椎体压缩性（不完全）骨折。
　　左侧股骨近端内固定钉为偶然的发现，符合既往股骨粗隆下骨折以及相关的骨重塑和异位骨化。

临床检查及处理
　　应采用 ABCDE 步骤救治患者。
　　应提供合适的镇痛和补液。

　　应急诊血液检查，包括全血细胞计数、尿素和电解质、肝功能检测、淀粉酶、C 反应蛋白、血气分析、凝血功能、血型和配血检查。
　　应使用规定的广谱抗生素。
　　无明确的腹部 X 线异常表现可解释患者腹痛的临床表现。
　　应考虑做腹部/盆腔增强 CT 扫描做进一步的评估，患者应转诊至普外科。
　　椎体压缩性骨折的慢性处理可能涉及包括改变生活方式、理疗和服用镇痛药，应进一步追查病史和检查，并复习之前的影像。

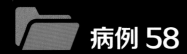

病例 58

一名 42 岁男性患者因在家中虚脱、腹痛被送至急诊科，诊断为继发于肺炎的感染性休克。既往病史无特殊；无吸烟史。检查显示患者的血氧饱和度 80%，体温 38.4℃，心率 95 次 / 分，呼吸频率 30 次 / 分，血压 90/50mmHg。腹壁紧张，中腹部有一些压痛，肠鸣音正常。尿试纸检测未见异常。作为 ABCDE 复苏操作的一部分，给他进行血管穿刺、插管并建立静脉通道。

需拍摄腹部 X 线片以评估股静脉插管导管线的位置及评估可能的肠梗阻。

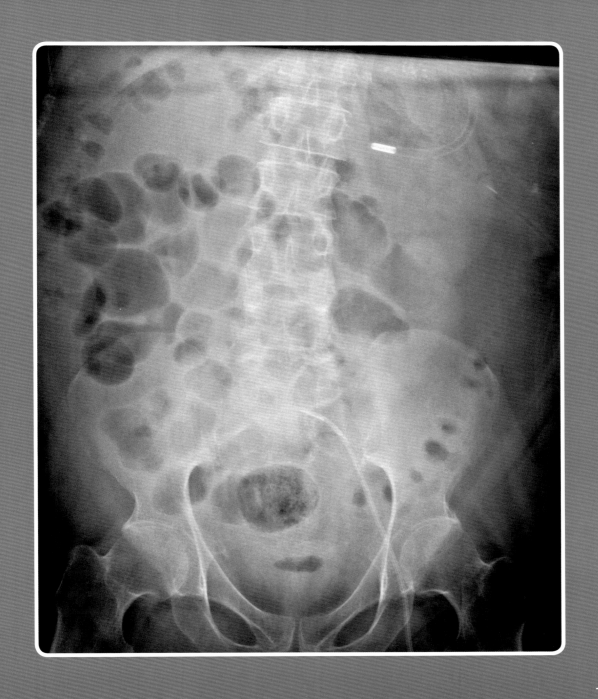

报告：左股静脉插管

患者 ID　匿名。
投照体位　前后仰卧位。
旋转　无旋转。
穿透性　合适（棘突可见）。
投照范围　满意（向上可见前肋，向下可见耻骨下支）。

肠腔气体类型
肠腔气体类型正常。

肠壁
无结肠或小肠肠壁增厚或壁间积气的证据。

气腹
无腹内游离气体的证据。

实质脏器
实质器官轮廓正常，未见实质器官钙化。

血管
左侧股静脉有插管，导管尖端投影于 L_5 椎体下终板，可能位于下腔静脉分叉处。
腹主动脉表现正常。

骨骼
成像中的胸椎、腰椎或骨盆未见异常。

软组织
两侧腰大肌轮廓线可见。
腹壁软组织未见异常。

其他
鼻胃管在原位，尖端位于左上腹部的胃内。
未见引流管或手术夹。

检查区
胆囊结石 / 肾结石：未见阳性结石。
肺底：未全部包括。
脊柱：正常。
股骨头：正常。

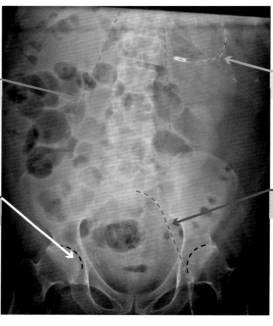

腰大肌轮廓　　　　　　　　　　　鼻胃管

正常股骨头　　　　　　　　　　　左侧股静脉导管

概要
　　本例 X 线片显示鼻胃管在原位，尖端位于胃底部内。同时也显示左侧股静脉插管，导管尖端投影于左侧髂总静脉近端。无其他明显异常的证据。

临床检查及处理
　　应采用 ABCDE 步骤救治患者。
　　应提供合适的镇痛和补液。
　　应急诊血液检查，包括全血细胞计数、尿素和电解质、C 反应蛋白、骨代谢指标物、肝功能检测、凝血功能、血培养、血气分析，查血型和配血检查。
　　应立即开始抗脓毒症治疗 6 条途径，包括给氧，静脉输入广谱抗生素和考虑大量补液及测量乳酸，记录尿排出量和血培养。
　　患者应禁食，并开始静脉输液。
　　无明确的腹部 X 线异常表现可解释患者的腹痛。
　　应考虑做腹部 / 盆腔增强 CT 扫描以进一步评估腹部；普外科团队应参与处理。
　　应告知重症监护室有关患者的情况，当他们可能需要时。

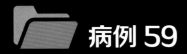
一名刚出生 1 天的 34 周早产儿，目前在新生儿重症监护室（NICU）。检查显示患儿在插管吸 40% 氧气下的血氧饱和度 99%，体温 36.5℃，心率 190 次 / 分，呼吸频率 40 次 / 分。触诊腹部柔软，肠鸣音正常。

需拍摄腹部 X 线片以评估气管插管的位置及刚插入的脐带导管线。

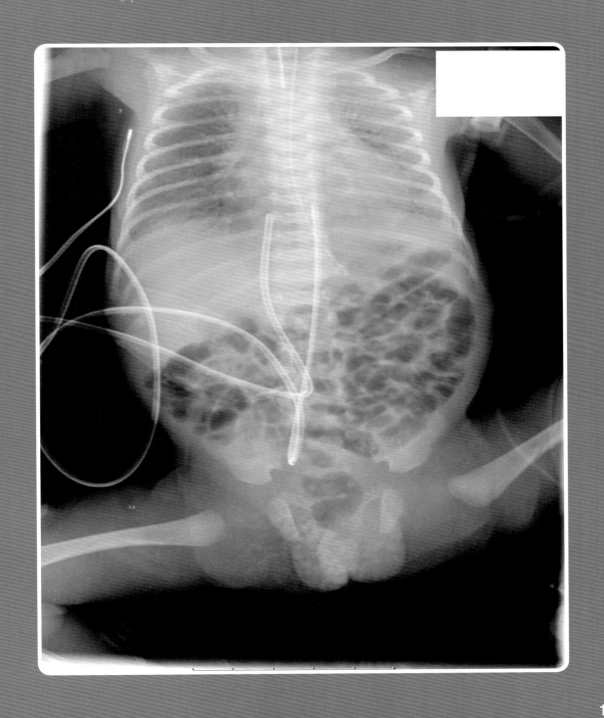

报告：新生儿的各类管线

患者 ID　匿名。
投照体位　前后仰卧位。
旋转　无旋转。
穿透性　合适（棘突可见）。
投照范围　满意（向上可见前肋，向下可见耻骨下支）。

肠腔气体类型
肠腔气体类型正常。有粪便投影于盆腔区和患儿的尿布。

肠壁
无结肠或小肠肠壁增厚或壁间积气的证据。

气腹
无腹内游离气体的证据。

实质脏器
实质器官轮廓正常，未见实质器官钙化。
两侧肺野显示磨玻璃影。

血管
无异常血管钙化。
有脐动脉导管，可见其尖端大致位于 T_9 水平，位置合适。
有脐静脉导管，可见其尖端大致位于膈肌以上的 T_9/T_{10} 水平，在下腔静脉内。

骨骼
成像中的胸椎、腰椎或骨盆未见异常。
由于骨盆骨和股骨尚未融合，它们之间存在软骨，这是该年龄段儿童的正常表现。
椎体之间存在软骨，这是该年龄段儿童的正常表现。

软组织
两侧腰大肌轮廓未见，并无特异性，尤其是这个年龄段的儿童。
腹壁软组织未见异常。

其他
鼻胃管在原位，尖端位于左上腹部胃内。
气管插管在原位，尖端位于锁骨内缘中线处和隆突上方，位置满意。
可见一电极线伸向患者体外，符合皮肤体温探头。
未见引流管或手术夹。

检查区
胆囊结石 / 肾结石：未见阳性结石。
肺底：两侧磨玻璃影。
脊柱：正常（脊椎之间可见软骨）。
股骨头：正常（生长板可见）。

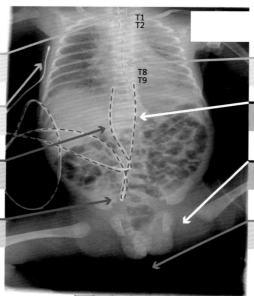

气管内插管　　　　　　　　　　　　　鼻胃管
皮肤体温探头　　　　　　　　　　　　未融合脊椎间软骨
脐静脉导管　　　　　　　　　　　　　未融合骨间软骨
脐动脉导管　　　　　　　　　　　　　尿布内粪便

概要
　　本例 X 线片显示鼻胃管、气管内插管、皮肤体温探头、脐动脉导管和脐静脉导管，均在适当的位置。两侧肺野可见磨玻璃影，符合呼吸窘迫综合征。

临床检查及处理
　　气管内插管和血管导管线位置满意。
　　如果不见效，应给予肺泡表面活性剂，患者应开始使用广谱抗生素，保持禁食和开始静脉输液。

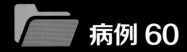

病例 60

一名 39 岁女性患者因腹胀和腹泻加剧、排黏液便到急诊科就诊。主要既往病史为溃疡性结肠炎；有吸烟史。检查显示患者的血氧饱和度 99%，体温 38.1℃，心率 88 次 / 分，呼吸频率 19 次 / 分，血压 125/65mmHg。触诊腹部柔软，有全腹压痛，肠鸣音正常。尿试纸检测未见异常，妊娠试验阴性。

需拍摄腹部 X 线片以评估活动性结肠炎。

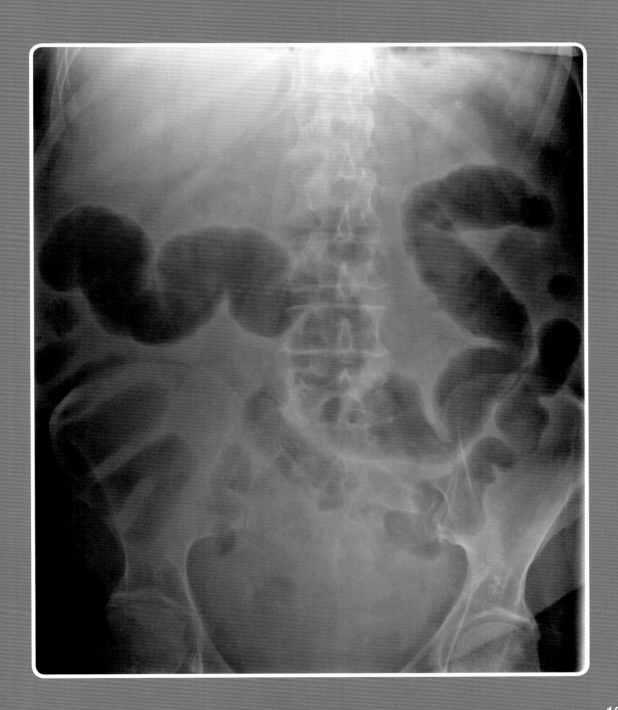

报告：结肠炎

患者 ID　匿名。
投照体位　前后仰卧位。
旋转　无旋转。
穿透性　合适（棘突可见）。
投照范围　不满意（耻骨联合和耻骨下支未包括）。

肠腔气体类型
结肠扩张，尤其是升结肠和横结肠。

肠壁
右上腹、左上腹的整个横结肠肠壁增厚，也见乙状结肠肠壁增厚，失去正常结肠袋皱襞，符合肠壁水肿，称为"铅管结肠"。

无结肠或小肠肠壁间积气的证据。

气腹
无腹内游离气体的证据。

实质脏器
实质器官轮廓正常，未见实质器官钙化。

血管
无异常的血管钙化。

骨骼
成像中的胸椎、腰椎或骨盆未见异常。

软组织
两侧腰大肌轮廓线可见。
腹壁软组织未见异常。

其他
未见 X 线致密异物影。
未见血管线、引流管或手术夹。

检查区
胆囊结石 / 肾结石：未见阳性结石。
肺底：未全部包括。
脊柱：正常。
股骨头：正常。

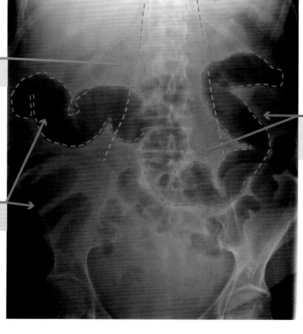

腰大肌轮廓

横结肠肠壁水肿，结肠袋皱襞消失

结肠扩张

概要
　　本例 X 线片显示横结肠和乙状结肠肠壁水肿，失去正常结肠袋皱襞，同时升结肠、横结肠扩张。根据临床病史，这种表现符合溃疡性结肠炎急性加重。

临床检查及处理
　　应采用 ABCDE 步骤救治患者。
　　应提供合适的镇痛和补液。

　　应急诊血液检查，包括全血细胞计数、尿素和电解质、肝功能检测、血沉、C 反应蛋白、铁检测、叶酸检测、血气分析、血型和配血检查。应送检粪便标本。
　　应考虑紧急转诊至胃肠科病团队。
　　应考虑做腹部 / 盆腔增强 CT 扫描，以更好显示解剖并评估病变范围。
　　治疗方案将取决于进一步检查的结果及患者的临床状态。

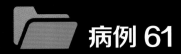
一名 70 岁男性患者因恶心、呕吐、无排气和排便 2 天而到急诊科就诊。既往病史无特殊；无吸烟史。检查显示患者的血氧饱和度 98%，体温 36.5℃，心率 95 次 / 分，呼吸频率 26 次 / 分，血压135/75mmHg。触诊腹壁僵硬，有全腹部压痛，肠鸣音亢进。尿试纸检测未见异常。

需拍摄腹部 X 线片以评估可能的肠梗阻。

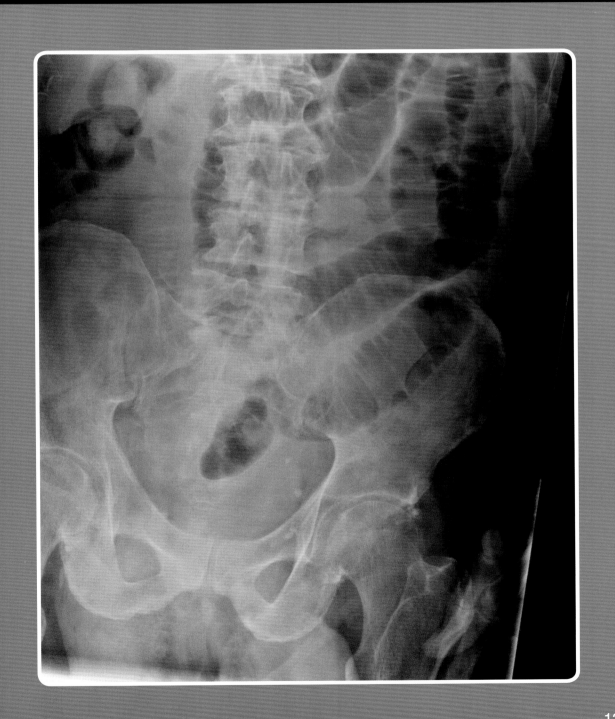

报告：嵌顿性腹股沟疝伴小肠梗阻

患者 ID　匿名
投照体位　前后仰卧位。
旋转　无旋转。
穿透性　合适（棘突可见）。
投照范围　不满意（前肋、右侧髋关节和髂骨未全部包括）。

肠腔气体类型
在腹部中央可见多发扩张的肠襻，可见环状肠皱襞，符合小肠梗阻。在腹股沟区的腹股沟韧带下方可见异常肠气影突向阴囊处，提示嵌顿性腹股沟疝。

肠壁
无结肠或小肠肠壁增厚或壁间积气

的证据。

气腹
无腹内游离气体的证据。

实质脏器
实质器官轮廓正常，未见实质器官钙化。

血管
两侧髂动脉钙化。

骨骼
脊柱中度退行性改变伴骨赘形成，髋关节轻度退行性改变伴骨赘形成和软骨下骨质硬化。

软组织
两侧腰大肌轮廓线未见。
腹壁软组织未见异常。

其他
在骨盆区可见多发圆形 X 线致密影，最有可能为静脉石。
一只手暴露于 X 线片的左下角。
未见血管线、引流管或手术夹。

检查区
胆囊结石 / 肾结石：未见阳性结石。
肺底：未包括。
脊柱：中度退行性改变。
股骨头：轻度退行性改变。

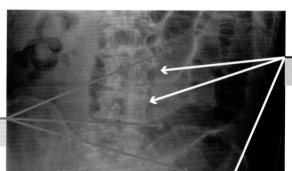

小肠扩张伴环状肠皱襞

退行性改变

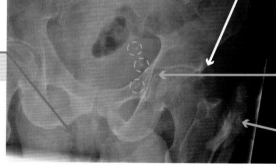

嵌顿性腹股沟疝

静脉石

手

概要
　　本例 X 线片显示腹部中央可见多发伴环状肠皱襞的扩张肠襻，符合小肠梗阻。在腹股沟区可见肠气影突向阴囊处，最有可能为嵌顿性腹股沟疝。脊柱中度退行性改变、左侧髋关节轻度退行性改变和盆腔静脉石为偶然的发现。

临床检查及处理
　　应采用 ABCDE 步骤救治患者。

　　应提供合适的镇痛和补液。
　　患者应保持禁食及插入鼻胃管作通畅的引流以降低小肠压力，应开始静脉输液。
　　应急诊血液检查，包括全血细胞计数、尿素和电解质、C 反应性蛋白、肝功能检查、凝血功能、血气分析，并查血型和配血检查。
　　应紧急联系普外科团队，考虑疝气修补。

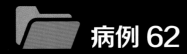

病例 62

　　一名 50 岁男性患者因腹胀、弥漫性腹痛而到急诊科就诊。他已超过 24h 无排气或排便。他有慢性便秘；有吸烟史。检查显示患者的血氧饱和度 99%，体温 36.5℃，心率 101 次/分，呼吸频率 24 次/分，血压 135/80mmHg。触诊腹壁僵硬，有弥漫性压痛，肠鸣音亢进。尿试纸检测未见异常。

　　需拍摄腹部 X 线片以评估可能的肠梗阻。

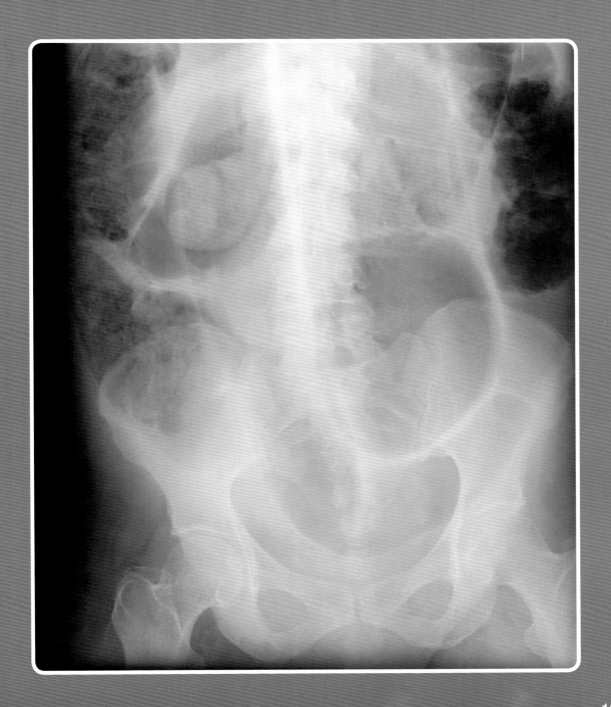

报告：乙状结肠扭转

患者 ID　匿名。
投照体位　前后仰卧位。
旋转　无旋转。
穿透性　合适（棘突可见）。
投照范围　满意（向上可见前肋，向下可见耻骨下支）。

肠腔气体类型
在腹部中央可见一巨大积气的结肠肠襻，失去正常结肠袋结构，从盆腔延伸至上腹部。
腹部可见多发扩张肠襻伴结肠袋，符合结肠扩张。
直肠内未见肠气。
升结肠内可见中等量粪便残渣。

肠壁
无结肠或小肠肠壁增厚或壁间积气的证据。

气腹
无腹内游离气体的证据。

实质脏器
实质器官轮廓正常，未见实质器官钙化。

血管
无异常的血管钙化。

骨骼
脊柱可见轻度退行性改变。双侧髋关节可见轻度骨关节炎改变，包括软骨下骨质硬化和关节间隙狭窄。

软组织
两侧腰大肌轮廓未见，并无特异性。腹壁软组织未见异常。

其他
未见 X 线致密异物影。
未见血管线、引流管或手术夹。

检查区
胆囊结石 / 肾结石：未见阳性结石。
肺底：未包括。
脊柱：轻度退行性改变。
股骨头：轻度退行性改变。

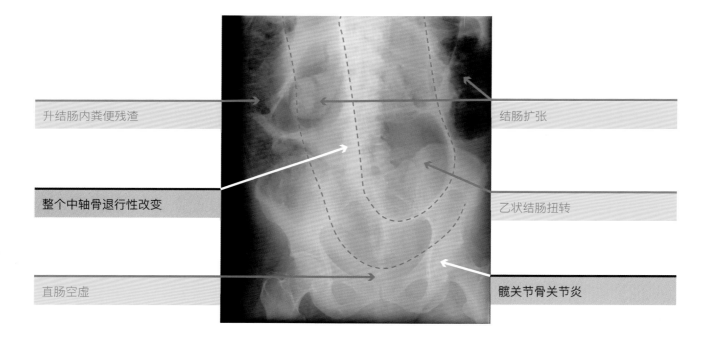

升结肠内粪便残渣　结肠扩张

整个中轴骨退行性改变　乙状结肠扭转

直肠空虚　髋关节骨关节炎

概要
　　本例 X 线片显示一巨大积气的结肠肠襻，失去正常结肠袋结构，这是近侧端的结肠扩张，远侧端的直肠内未见气体，符合乙状结肠扭转。脊柱和髋关节轻度退行性改变为偶然的发现。

临床检查及处理
　　应采用 ABCDE 步骤救治患者。
　　应提供合适的镇痛和补液。

　　应急诊血液检查，包括全血细胞计数、尿素和电解质、C 反应性蛋白、血气分析、凝血功能，并查血型和配血检查。
　　应紧急联系普外科团队。
　　需要用乙状结肠镜紧急减压以缓解梗阻，并在原位放置肛管；然后可能会做选择性乙状结肠切除术并吻合可防止复发。
　　骨关节炎改变取决于症状，首先的处理是应改变生活方式和镇痛。

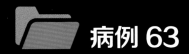

病例 63

一名 55 岁女性患者因腹部弥漫性疼痛 4 天而到急诊科就诊，在这段时间她无排便，感觉恶心但无呕吐。主要既往病史有慢性背部疼痛，为此她定期服用 Co-codamol 和 Ibuprofen，无其他有意义的病史；有吸烟史。检查显示患者的血氧饱和度 95%，体温 36.5℃，心率 77 次／分，呼吸频率 18 次／分，血压 118/64mmHg。触诊腹部轻度膨胀伴肌抵抗，左侧髂窝有压痛，肠鸣音减低。尿试纸检测未见异常。

需拍摄腹部 X 线片以评估可能的肠梗阻。

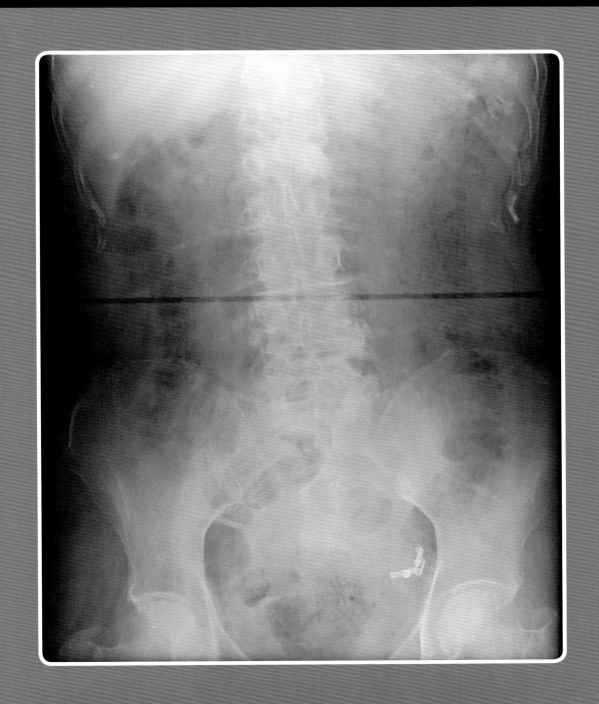

报告：粪便残渣及绝育夹

患者 ID　匿名。
投照体位　前后仰卧位。
旋转　无旋转。
穿透性　合适（棘突可见）。
投照范围　不满意（耻骨联合和耻骨下支未全部包括）。

肠腔气体类型
可见少量肠气但无肠管扩张。
从盲肠至直肠的整个大肠内可见中等量粪便。

肠壁
无结肠或小肠肠壁增厚或壁间积气的证据。

气腹
无腹内游离气体的证据。

实质脏器
实质器官轮廓正常，未见实质器官钙化。

血管
无异常的血管钙化。

骨骼
成像中的胸椎、腰椎可见退行性改变。
成像中的骨骼未见骨折或骨质破坏。

软组织
两侧腰大肌轮廓可见。
腹壁软组织未见异常。

其他
在左侧盆腔区可见两个绝育夹，提示可能一个已经松动。
未见血管线或引流管。

检查区
胆囊结石/肾结石：未见阳性结石。
肺底：未全部包括。
脊柱：退行性改变。
股骨头：正常。

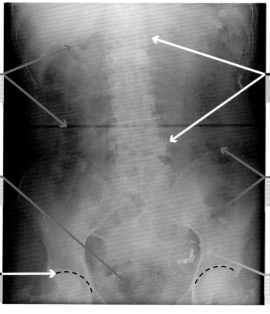

升结肠和横结肠内粪便残渣

直肠内粪便残渣

正常股骨头

胸椎和腰椎退行性改变

降结肠和乙状结肠内粪便残渣

绝育夹

概要
　　本例 X 线片显示整个大肠内中等量粪便残渣。左侧盆腔区有两个绝育夹，提示一个可能已经松动。无肠梗阻或气腹证据。脊柱中度退行性改变。

临床检查及处理
　　如果患者其他情况良好，则不需要进一步临床或影像检查。

　　若患者有便秘，应临床评估目前的用药并考虑使用泻药。应建议调整生活方式，包括多喝水、摄入足够的膳食纤维，并在临床许可的范围内进行锻炼。

　　对于绝经前妇女来说，绝育夹的松动具有临床重要性，因为患者可能得不到避孕的保护，需要采用额外的避孕措施。

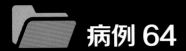

病例 64

　　一名 25 岁女性患者因右侧腹痛而到急诊科就诊。主要既往病史为先天性脑积水，已行脑室 – 腹膜腔分流术；无吸烟史。检查显示患者的血氧饱和度 98%，体温 36.5℃，心率 88 次 / 分，呼吸频率 23 次 / 分，血压 130/82mmHg。触诊腹部柔软，右上腹有广泛压痛，肠鸣音正常。尿试纸检测未见异常，妊娠试验阴性。

　　需拍摄腹部 X 线片以评估可能的肠梗阻。

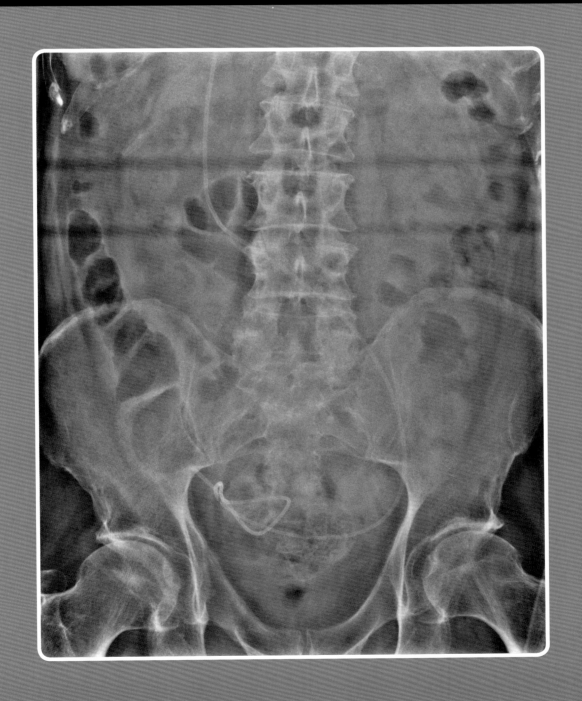

报告：脑室－腹膜腔分流

患者 ID　匿名。
投照体位　前后仰卧位。
旋转　无旋转。
穿透性　合适（棘突可见）。
投照范围　不满意（耻骨联合和耻骨下支未包括）。

肠腔气体类型
肠腔气体类型正常。

肠壁
无结肠或小肠肠壁增厚或壁间积气的证据。

气腹
无腹内游离气体的证据。

实质脏器
实质器官轮廓正常，未见实质器官钙化。

血管
无异常的血管钙化。

骨骼
成像中的胸椎、腰椎或骨盆未见异常。

软组织
两侧腰大肌轮廓可见。
腹壁软组织未见异常。

其他
在右上腹部区可见一条 X 线致密线影，跨越中线，尖端终止于盆腔，符合已知的脑室－腹膜腔分流管，显示完整。
未见血管线、引流管或手术夹。

检查区
胆囊结石／肾结石：未见阳性结石。
肺底：未全部包括。
脊柱：正常。
股骨头：正常。

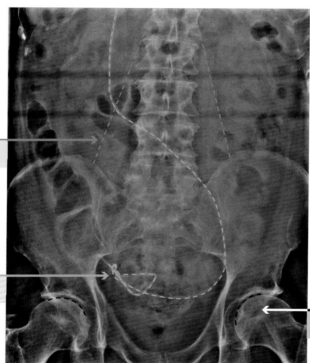

腰大肌轮廓

脑室－腹膜腔分流

正常股骨头

概要
　　本例 X 线片显示脑室－腹膜腔分流管，尖端位于盆腔内，显示完整。
　　无气腹的证据。

临床检查及处理
　　应采用 ABCDE 步骤救治患者。
　　应提供合适的镇痛和补液。
　　应急诊血液检查，包括全血细胞计数、尿素和电解质、肝功能检测、淀粉酶、骨代谢指标物、血培养、血气分析和 C 反应蛋白。
　　无明确的腹部 X 线异常表现可解释患者腹痛的临床表现。
　　应首先考虑做腹部超声扫描，以排除胆囊结石、肾结石和腹部／盆腔集合系统结石，它们可解释患者的症状。患者也存在脑室－腹膜腔分流感染的风险，因此应考虑作为一种鉴别诊断。

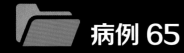

病例 65

一名 3 岁男孩因腹胀、恶心和呕吐加剧而到急诊科就诊。过去 24h 无排便。既往病史无特殊。检查显示患者的血氧饱和度 97%，体温 37.4℃，心率 135 次 / 分，呼吸频率 36 次 / 分，血压 125/77mmHg。触诊腹部僵硬，有弥漫性压痛，肠鸣音亢进。尿试纸检测未见异常。

需拍摄腹部 X 线片以评估可能的肠梗阻。

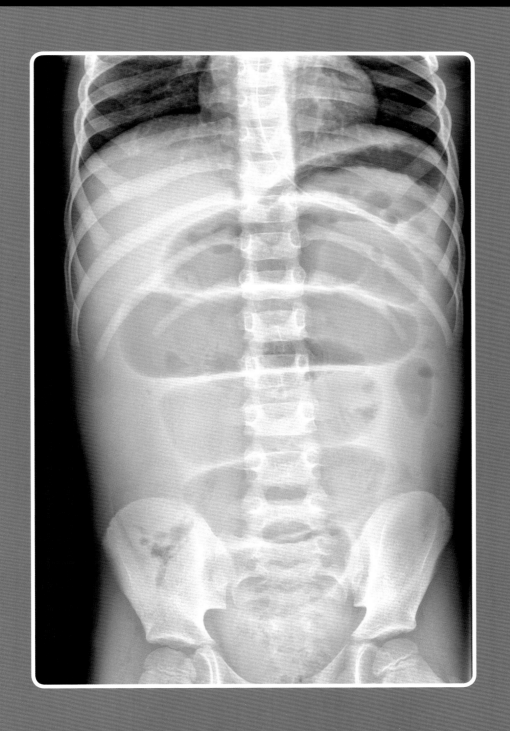

报告：小肠梗阻伴肠壁水肿

患者 ID　匿名。
投照体位　前后仰卧位。
旋转　无旋转。
穿透性　合适（棘突可见）。
投照范围　不满意（耻骨联合和耻骨下支未包括）。

肠腔气体类型
在腹部中央可见多发扩张的肠襻，未见环状肠皱襞，可能为肠壁增厚，符合肠壁水肿；在右下腹盲肠和盆腔直肠内可见少量肠腔气体影。

肠壁
扩张的小肠襻有肠壁增厚；无结肠或小肠壁间积气的证据。

气腹
无腹内游离气体的证据。

实质脏器
实质器官轮廓正常，未见实质器官钙化。

血管
无异常的血管钙化。

骨骼
成像中的胸椎、腰椎或骨盆未见异常。
由于骨化中心尚未融合，股骨头和髋臼可见生长板，为该年龄段儿童的正常表现。

软组织
两侧腰大肌轮廓未见，并无特异性，尤其是这个年龄段的儿童。
腹壁软组织未见异常。

其他
有一条鼻胃管在原位，尖端位于左上腹胃底部区。
未见血管线、引流管或手术夹。

检查区
胆囊结石 / 肾结石：未见阳性结石。
肺底：未全部包括。
脊柱：正常。
股骨头：正常（生长板可见）。

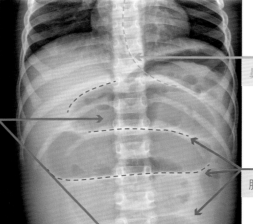
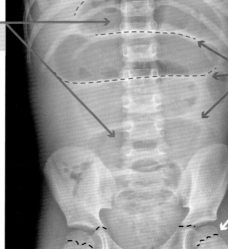

鼻胃管

小肠扩张及失去环状肠皱襞

肠壁增厚的扩张小肠肠襻

生长板

概要
　　本例 X 线片显示在腹部中央的多发扩张肠襻，失去正常的环状肠皱襞和肠壁水肿，符合小肠梗阻，虽然在 X 线片上未能找出梗阻的原因。一条鼻胃管在原位，其尖端在胃底部。

临床检查及处理
　　应采用 ABCDE 步骤救治患者。

应提供合适的镇痛和补液。
患者应保持禁食及插入鼻胃管作通畅的引流，应开始静脉输液。
应急诊血液检查，包括全血细胞计数、尿素和电解质、C 反应蛋白、肝功能检测、凝血功能、血气分析，并查血型和配血检查。
应紧急联系儿科外科团队，并应考虑做进一步腹部和盆腔的影像检查，以更好地显示解剖和进一步评估。

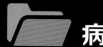

病例 66

一名 59 岁男性患者因腹胀加剧就诊于他的家庭医生后，由救护车转送至急诊科。既往病史无特殊；无吸烟史。检查显示患者在 4L 氧流量下的血氧饱和度 92%，体温 36.7℃，心率 88 次 / 分，呼吸 22 次 / 分，血压 130/78mmHg。腹部有腹膜炎状表现，肠鸣音亢进。尿试纸检测未见异常。

需拍摄腹部 X 线片以评估可能的肠梗阻。

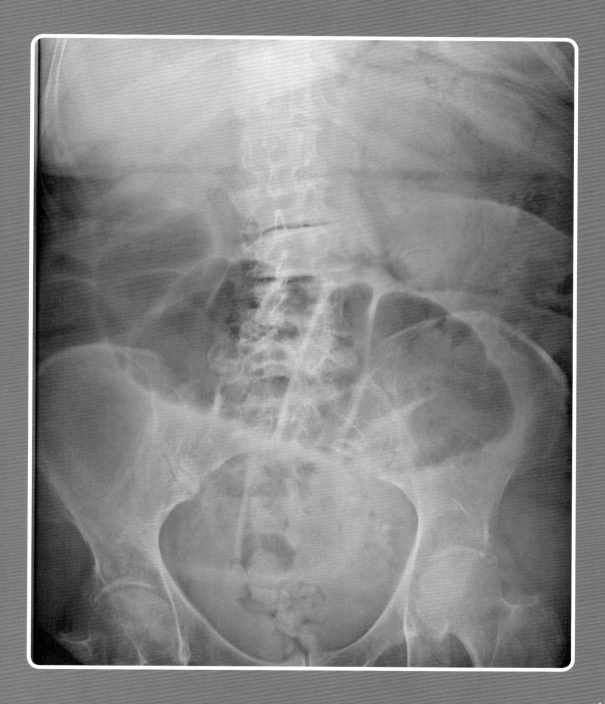

报告：结肠梗阻及压缩性骨折

患者 ID　匿名
投照体位　前后仰卧位
旋转　无旋转
穿透性　合适（棘突可见）
投照范围　不满意（前肋、耻骨联合和耻骨下支未全部包括）。

肠腔气体类型
在腹部中央可见一扩张肠襻，可见结肠袋，提示结肠梗阻。

肠壁
无结肠或小肠肠壁增厚或壁间积气的证据。

气腹
无腹内游离气体的证据。

实质脏器
实质器官轮廓正常，未见实质器官钙化。

血管
无异常的血管钙化。

骨骼
下腰椎严重退行性改变。
L5 椎体变扁，符合压缩性骨折。
L4 椎体右侧变扁呈楔状表现，提示压缩性骨折可能。
腰椎中度侧弯，以 L4 椎体为中心凸向

左侧，为继发于退行性改变的表现。

软组织
两侧腰大肌轮廓未见，并无特异性。
腹壁软组织未见异常。

其他
未见 X 线致密异物影。
未见血管线、引流管或手术夹。

检查区
胆囊结石 / 肾结石：未见阳性结石。
肺底：未全部包括。
脊柱：腰椎退行性改变，L5 椎体变扁和脊椎侧弯。
股骨头：正常。

整个下腰椎退行性改变

L4 椎体压缩性骨折可能

结肠扩张，可见结肠袋

脊柱侧弯

L5 椎体压缩性骨折

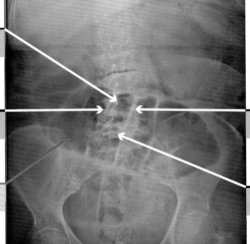

概要
　　本例 X 线片显示腹部中央有一扩张肠襻伴结肠袋，提示结肠梗阻。下部腰椎严重退行性改变，伴退行性侧弯，以 L4 椎体为中心凸向左侧，L5 椎体压缩性骨折，而且 L4 椎体压缩性骨折可能，应怀疑恶性肿瘤继发骨转移。

临床检查及处理
　　应采用 ABCDE 步骤救治患者。
　　应提供合适的镇痛和补液。
　　患者应保持禁食及插入鼻胃管，应开始静脉输液。

　　应急诊血液检查，包括全血细胞计数、尿素和电解质、C 反应蛋白、肝功能检查、凝血功能、血气分析，并查血型和配血检查。
　　应紧急联系普外科团队，并应考虑做腹部 / 盆腔增强 CT 扫描，以更好地显示解剖和进一步评估。
　　骨关节炎改变的处理首先应考虑改变生活方式和镇痛，这取决于症状，可考虑转诊至骨科。
　　椎体压缩性骨折的慢性处理可能涉及调整生活方式、理疗和镇痛药，但应进一步追查病史、检查和复习之前的影像资料。

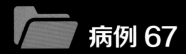

病例 67

一名 67 岁男性患者因全腹痛、腹胀而到急诊科就诊。他有 24h 无排气或排便。既往病史无特殊；无吸烟史。检查显示患者的血氧饱和度 94%，体温 37.2℃，心率 90 次 / 分，呼吸频率 28 次 / 分，血压 120/68mmHg。触诊腹部柔软，中腹部有压痛，伴有腰背部疼痛，肠鸣音正常。尿试纸检测未见异常。

需拍摄腹部 X 线片以评估可能的肠梗阻。

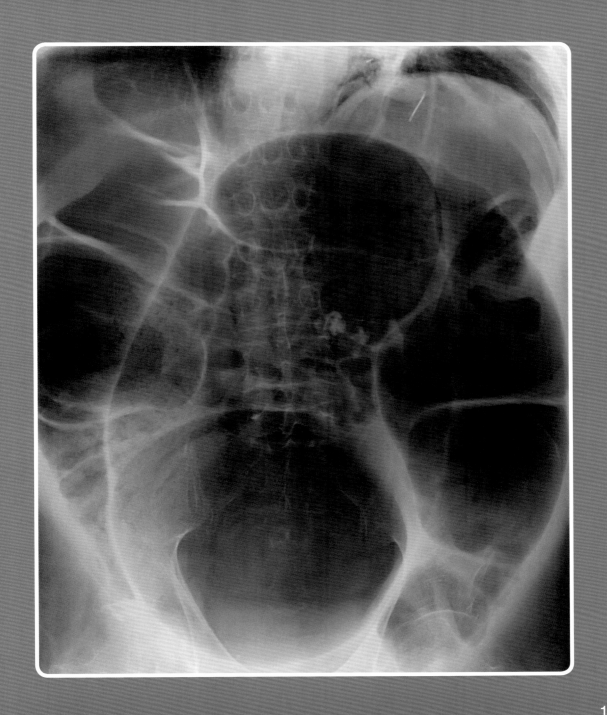

报告：乙状结肠扭转

患者 ID　匿名。
投照体位　前后仰卧位。
旋转　无旋转。
穿透性　合适（棘突可见）。
投照范围　不满意（前肋、耻骨联合和耻骨下支未包括）。

肠腔气体类型
在腹部中央可见一巨大积气的肠襻，显示结肠袋，起自骨盆腔，尖端指向上腹部，符合乙状结肠扭转。腹部周边可见更多的扩张肠襻，显示结肠袋，符合结肠扩张。

肠壁
无结肠或小肠肠壁增厚或壁间积气

的证据。

气腹
无腹内游离气体的证据。

实质脏器
实质器官轮廓正常，未见实质器官钙化。

血管
无异常的血管钙化。

骨骼
整个下腰椎可见轻至中度退行性改变。两侧髋关节可见轻度骨关节炎改变，关节间隙狭窄和软骨下骨质硬化。可见弥漫性骨量减少。

软组织
两侧腰大肌轮廓未见，并无特异性。腹壁软组织未见异常。

其他
在上腹部区可见一 X 线致密影，可能为伪影。
未见 X 线致密异物影；未见血管线、引流管或手术夹。

检查区
胆囊结石 / 肾结石：未见阳性结石。
肺底：未全部包括。
脊柱：下腰椎退行性改变。
股骨头：轻度骨关节炎改变。

胶片伪影

结肠扩张，可见结肠袋

中轴骨退行性改变

乙状结肠扭转

髋关节骨关节炎

弥漫性骨量减少

概要
本例 X 线片显示腹部中央一巨大积气肠襻，可见结肠袋，符合乙状结肠扭转，外周可见扩张结肠襻，符合继发于肠扭转的结肠扩张。

下腰椎轻至中度退行性改变、髋关节轻度骨关节炎改变和弥漫性骨量减少为偶然的发现。

临床检查及处理
应采用 ABCDE 步骤救治患者。
应提供合适的镇痛和补液。

患者应保持禁食及插入鼻胃管作通畅的引流，应开始静脉输液。

应急诊血液检查，包括全血细胞计数、尿素和电解质、骨代谢指标物、C 反应性蛋白、肝功能检查、凝血功能、血气分析，并查血型和配血检查。

应紧急联系普外科团队，需要用乙状结肠镜紧急减压以缓解梗阻，并在原位放置肛管。然后可能会做选择性乙状结肠切除术并吻合以防止复发。

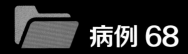

病例 68

一名 50 岁女性患者因长期排尿困难目前在泌尿外科病房接受治疗，在过去的 12h 无排尿。既往病史无特殊；无吸烟史。检查显示患者的血氧饱和度 95%，体温 37.0℃，心率 84 次 / 分，呼吸频率 14 次 / 分，血压 118/80mmHg。触诊腹部柔软，腹部两侧有压痛，肠鸣音正常。尿隐血 ++。

需拍摄腹部 X 线片以评估可能的肾结石。

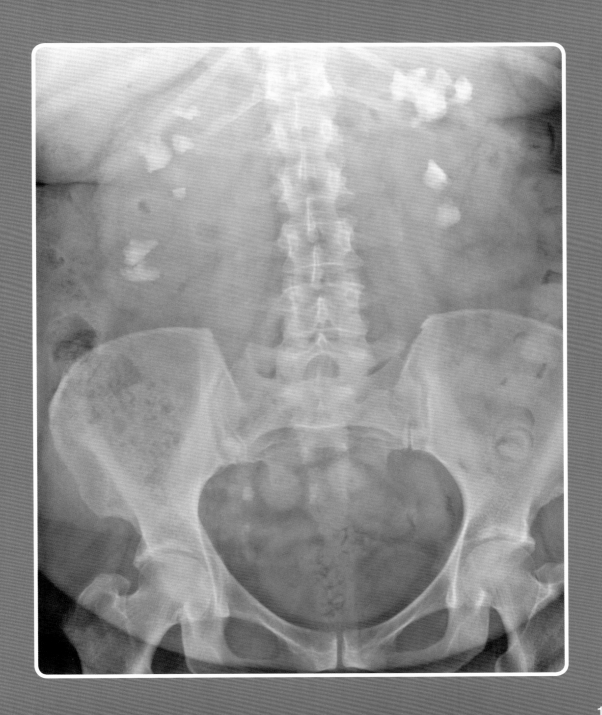

报告：双侧肾髓质钙化伴鹿角形结石

患者 ID　匿名。
投照体位　前后仰卧位。
旋转　无旋转。
穿透性　合适（棘突可见）。
投照范围　满意（向上可见前肋，向下可见耻骨下支）。

肠腔气体类型
可见少量肠气但肠管无扩张。
整个大肠内可见少量至中等量粪便残渣。

肠壁
无结肠或小肠肠壁增厚或壁间积气的证据。

气腹
无腹内游离气体的证据。

实质脏器
在双侧肾区可见多发大而不规则的 X 线致密影，其中最大的致密影位于左肾上极，与肾盏形状一致，符合鹿角形结石。

血管
无异常的血管钙化。

骨骼
成像中的胸椎、腰椎或骨盆未见异常。

软组织
两侧腰大肌轮廓可见。
腹壁软组织未见异常。

其他
未见 X 线致密异物影。
未见血管线、引流管或手术夹。

检查区
胆囊结石 / 肾结石：鹿角形结石可能，在左肾上极，伴双肾多发小结石或双肾区肾组织钙化。
肺底：未全部包括。
脊柱：正常。
股骨头：正常。

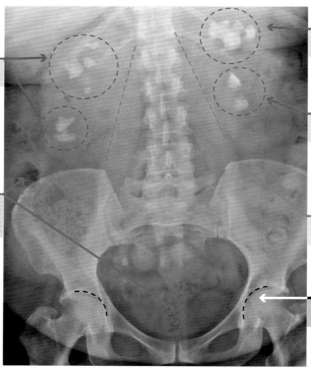

右肾区钙化致密影

整个结肠和直肠内的粪便残渣

鹿角形结石

左肾区钙化致密影

腰大肌轮廓

正常股骨头

概要

本例 X 线片显示双侧肾区多发 X 线致密影，符合肾髓质钙盐沉着症伴左肾上极鹿角形结石。

临床检查及处理

应提供合适的镇痛和补液。

应急查血液项目，包括全血细胞计数、尿素和电解质、C 反应蛋白、肝功能检测、血气分析和骨代谢指标物。

患者应作急性肾损伤的评估；若存在，最初的泌尿系统超声检查有利于评估肾盂积水。

双肾、输尿管及膀胱的 CT 扫描能更好地显示解剖结构。

小结石可能会自然排出，但需要转诊至泌尿科作可能的进一步评估和随访。

应和泌尿外科团队讨论以进一步评估肾髓质钙盐沉着症。

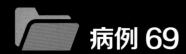

病例 69

　　一名 20 岁男性患者因全腹痛而到急诊科就诊。既往病史无特殊；无吸烟史。检查显示患者的血氧饱和度 99%，体温 38℃，心率 106 次 / 分，呼吸频率 22 次 / 分，血压 120/65mmHg。腹部僵硬，有弥漫性压痛，肠鸣音正常。尿试纸检测未见异常。

　　需拍摄腹部 X 线片以评估可能的肠梗阻。

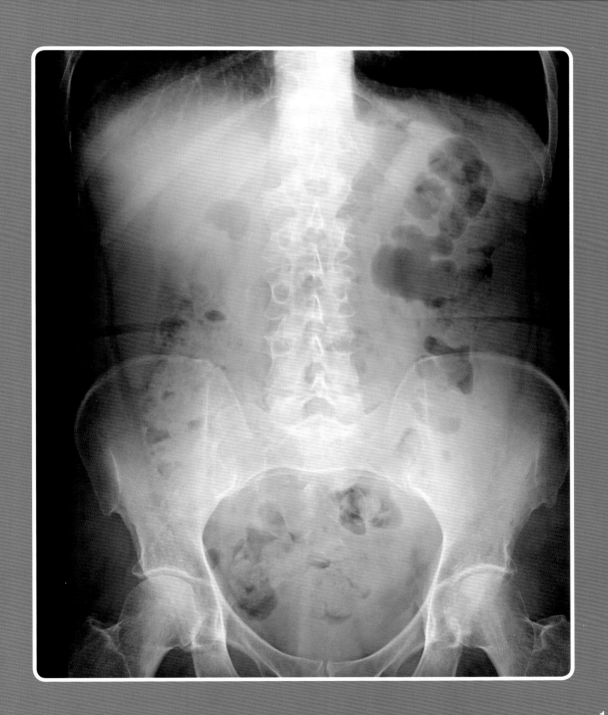

报告：Riedel 肝叶

患者 ID　匿名。
投照体位　前后仰卧位。
旋转　无旋转。
穿透性　合适（棘突可见）。
投照范围　不满意（耻骨联合和耻骨下支未全部包括）。

肠腔气体类型
肠腔气体类型正常。整个结肠和直肠内可见少量至中等量粪便残渣。

肠壁
无结肠或小肠肠壁增厚或壁间积气的证据。

气腹
无腹内游离气体的证据。

实质脏器
肝脏右叶向下延伸低于右肾下缘，呈舌状，符合 Riedel 肝叶。

血管
无异常的血管钙化。

骨骼
成像中的胸椎、腰椎或骨盆未见异常。

软组织
两侧腰大肌轮廓可见。
腹壁软组织未见异常。

其他
未见 X 线致密异物影；未见血管线、引流管或手术夹。

检查区
胆囊结石 / 肾结石：未见阳性结石。
肺底：正常。
脊柱：正常。
股骨头：正常。

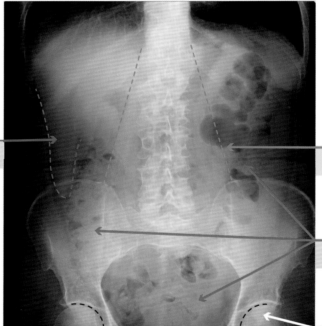

肝脏的 Riedel 肝叶

腰大肌轮廓

整个结肠和直肠内粪便残渣

正常股骨头

概要
　　本例 X 线片显示正常腹部表现，无肠梗阻或气腹的证据。肝脏的 Riedel 肝叶是偶然的发现，为正常解剖变异。

临床检查及处理
　　应采用 ABCDE 步骤救治患者。
　　应提供合适的镇痛和补液。
　　应做血液检查，包括全血细胞计数、尿素和电解质、肝功能检测、淀粉酶、骨代谢指标物、血气分析、血培养，并查血型和配血检查和 CRP。
　　应立即开始抗脓毒症治疗 6 条途径，包括给氧，静脉输入广谱抗生素和考虑大量补液及测量乳酸，记录尿排出量和血培养。
　　患者应禁食并开始静脉输液。
　　无明确的腹部 X 线异常表现可解释患者的腹痛。
　　首先应考虑做腹部和盆腔超声扫描以进一步评估。

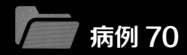 **病例 70**

一名出生 6 天的女婴目前在新生儿重症监护室，她在出生后 5 天因 Hirschsprung 病（先天性巨结肠）行肠道手术。检查显示患者的血氧饱和度 98%，体温 36.6℃，心率 160 次 / 分，呼吸频率 42 次 / 分。触诊腹部柔软，肠鸣音正常。

请审阅她的术后 X 线片。

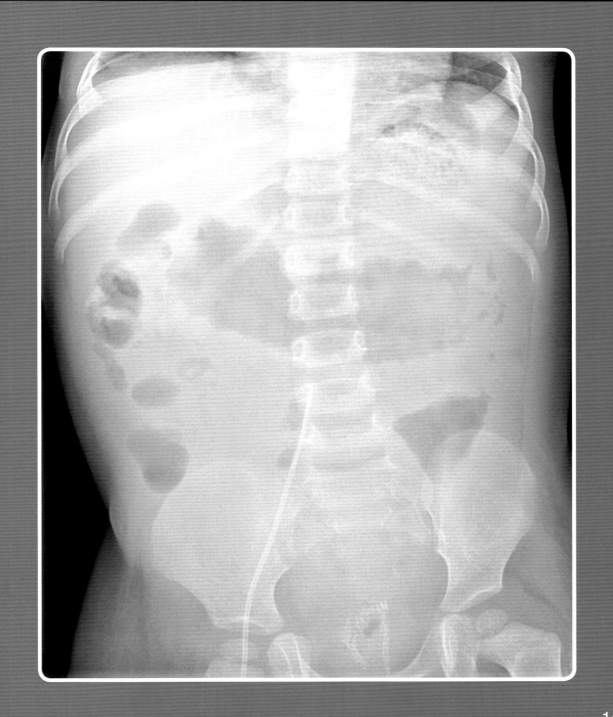

报告：先天性巨结肠术后

患者 ID 匿名。
投照体位 前后仰卧位。
旋转 骨盆不对称的表现符合患者轻度旋转所致。
穿透性 合适（棘突可见）。
投照范围 不满意（耻骨联合和耻骨下支未包括）。

肠腔气体类型
肠腔气体主要位于横结肠内，并无特异性。
降结肠远端和乙状结肠内可见少量肠气，但直肠内可见气体。

肠壁
两侧上腹部区的横结肠有肠壁增厚和拇指印征的证据，符合肠壁水肿。无结肠或小肠壁间积气的证据。

气腹
无腹内游离气体的证据。

实质脏器
实质器官轮廓正常，未见实质器官钙化。

血管
无异常的血管钙化。

骨骼
成像中的胸椎、腰椎或骨盆未见异常。
由于骨化中心尚未融合，股骨头和髋臼可见生长板，这是该年龄段儿童的正常表现。
椎体之间可见软骨，这是该年龄段儿童的正常表现。

软组织
两侧腰大肌轮廓未见，并无特异性，尤其是这个年龄段的儿童。
腹壁软组织未见异常。

其他
在右半侧骨盆区可见一条 X 线致密线影，尖端位于 L_4 右侧椎弓根水平，符合右侧股静脉插管导管，位置合适，位于下腔静脉内。
直肠内有 X 线致密的外科缝线，符合先前的肠道手术。

检查区
胆囊结石 / 肾结石：未见阳性结石。
肺底：正常。
脊柱：正常（椎体之间可见软骨）。
股骨头：正常（生长板可见）。

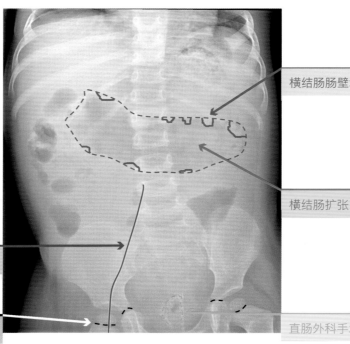

横结肠肠壁增厚伴拇指印征

横结肠扩张

右侧股静脉导管

生长板

直肠外科手术缝线

概要
　　本例 X 线片显示横结肠扩张伴肠壁增厚，根据 Hirschprung 病和近期直肠手术病史，所见可能为横结肠内残留的结肠炎。

临床检查及处理
　　本例患者表现在术后正常范围内，但可能横结肠有残留的结肠炎。
　　目前处理应继续并结合临床表现、生化指标，以指导进一步处理。
　　患者应保持禁食和全胃肠道外营养（TPN），仔细监测液体平衡、广谱抗生素和电解质。
　　还需定期外科复查，直至出院。

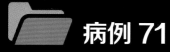

病例 71

一名 60 岁男性普外科住院患者出现了剧烈腹痛、呕吐和腹胀。主要既往病史为近期因腹膜腔脓肿行引流术。检查显示患者的血氧饱和度 93%，体温 38.3℃，心率 100 次／分，呼吸频率 25 次／分。腹壁僵硬伴弥漫性压痛，肠鸣音正常。尿试纸检测未见异常。

需拍摄腹部 X 线片以评估可能的肠梗阻。

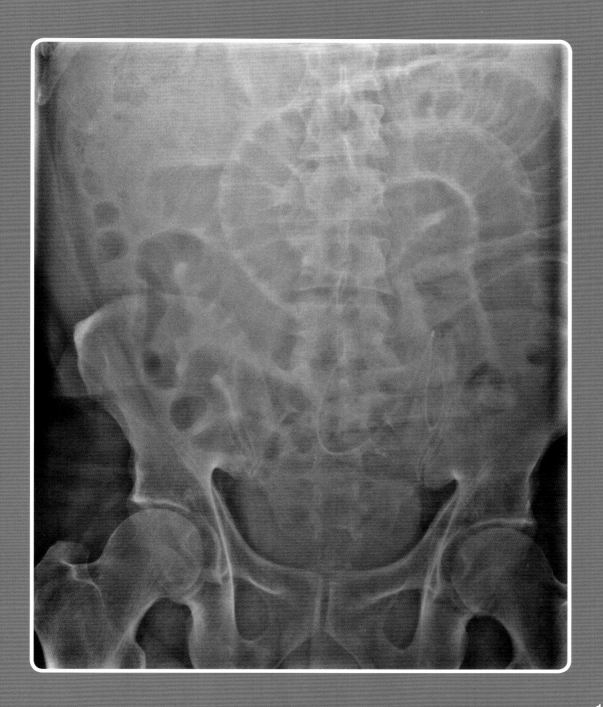

报告：小肠梗阻伴肠壁增厚

患者 ID　匿名。
投照体位　前后仰卧位。
旋转　无旋转。
穿透性　合适。
投照范围　不满意（两侧膈肌未包括）。

肠腔气体类型
在腹部中央可见多发显著扩张的小肠肠襻，显示环状肠皱襞，符合小肠梗阻。

肠壁
扩张小肠肠襻的肠壁增厚；无结肠或小肠壁间积气的证据。

气腹
无腹内游离气体的证据。

实质脏器
实质器官轮廓正常，未见实质器官钙化。

血管
无异常的血管钙化。

骨骼
成像中的胸椎、腰椎或骨盆未见异常。

软组织
两侧腰大肌轮廓未见，并无特异性。

腹壁软组织未见异常。

其他
未见 X 线致密异物影。
在左下腹部可见一 X 线致密线，尖端投影于左侧骶髂关节，可能为腹膜腔引流管。
未见手术夹。

检查区
胆囊结石 / 肾结石：未见阳性结石。
肺底：未全部包括。
脊柱：正常。
股骨头：正常。

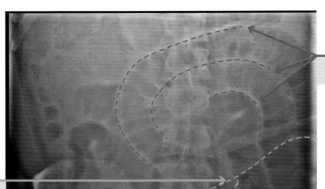

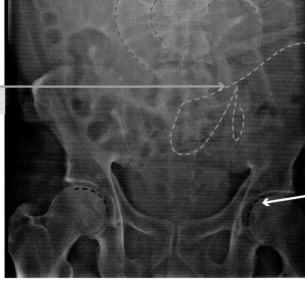

小肠肠襻扩张及肠壁增厚

腹膜腔引流管

正常股骨头

概要
　　本例 X 线片显示小肠肠襻扩张，伴肠壁增厚，符合小肠梗阻和相关的炎症性改变。虽然肠梗阻的病因未见显示，但最可能是近期腹膜腔引流导致。一条腹部引流管在原位，尖端投影于左侧骶髂关节。

临床检查及处理
　　应采用 ABCDE 步骤救治患者。
　　应立即开始抗脓毒症治疗 6 条途径，包括给氧、静脉输入广谱抗生素和考虑大量补液及测量乳酸，记录尿排出量和血培养。
　　患者应禁食及插入鼻胃管，应开始静脉输液。
　　应急诊血液检查，包括全血细胞计数、尿素和电解质、C 反应蛋白、骨代谢指标物、肝功能检测、凝血功能、血培养、血气分析，并查血型和配血检查。
　　应考虑做腹部 / 盆腔增强 CT 扫描以进一步评估腹部；应请普外科团队介入。

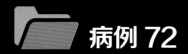

病例 72

　　一名 60 岁女性患者因腹痛、呕吐和严重腹胀到急诊科就诊。既往病史无特殊。检查显示患者的血氧饱和度 94%，体温 37.4℃，心率 100 次 / 分，呼吸频率 25 次 / 分。触诊腹部柔软，有全腹部压痛，肠鸣音正常。尿试纸检测未见异常。

　　需拍摄腹部 X 线片以评估可能的肠梗阻。

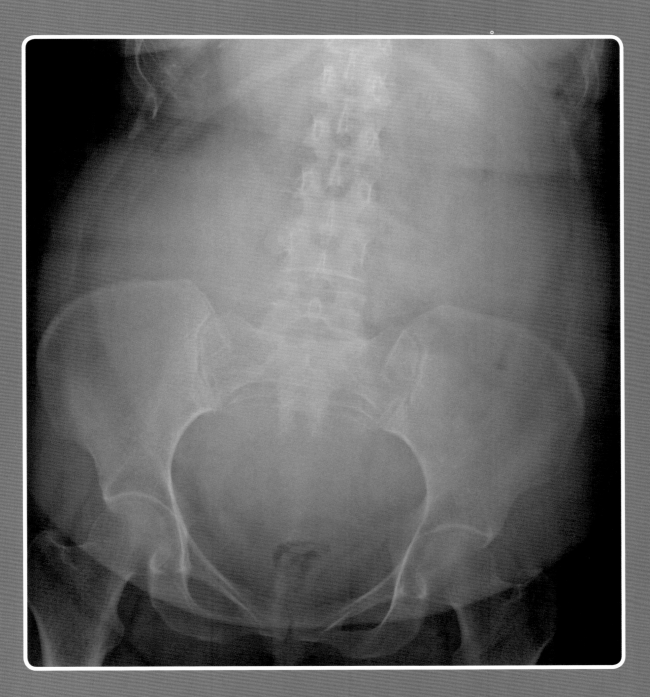

报告：腹水

患者 ID　匿名。
投照体位　前后仰卧位。
旋转　无旋转。
穿透性　合适（棘突可见）。
投照范围　不满意（上腹部未全部包括）。

肠腔气体类型
肠内普遍气体很少，直肠内可见气体。

肠壁
无结肠或小肠肠壁增厚或壁间积气的证据。

气腹
无腹内游离气体的证据。

实质脏器
由于腹部弥漫性密度增高，实质脏器边界不清。

血管
无异常的血管钙化。

骨骼
成像中的胸椎、腰椎或骨盆未见异常。

软组织
由于腹部弥漫性密度增高，两侧腰大肌轮廓未见显示。腹部侧面可见膨胀。

其他
未见 X 线致密异物影。
未见血管线、引流管或手术夹。

检查区
胆囊结石 / 肾结石：未见阳性结石。
肺底：未全部包括。
脊柱：正常。
股骨头：正常。

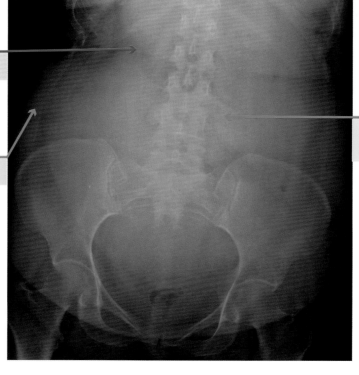

实质脏器边界不清

腹部侧面膨胀

因腹部弥漫性密度增高导致腰大肌影模糊

概要
本例 X 线片显示腹部弥漫性密度增高，实质脏器和其他软组织包括腰大肌影轮廓边界不清，腹部侧面膨隆，符合大量腹水。无气腹的证据。

临床检查及处理
应采用 ABCDE 步骤救治患者。
应提供合适的镇痛、抑吐和补液。

应急诊血液检查，包括全血细胞计数、尿素和电解质、C 反应蛋白、肝功能检测、甲状腺功能检测、血气分析和骨代谢指标物。

应考虑超声扫描引导下的诊断性腹水抽吸以确定病因，如果临床允许，应考虑插入治疗性腹水引流管。

可能需要进一步影像检查，取决于潜在的病因（如肝硬化、恶性肿瘤）。

第三部分　高级难度病例

ADVANCED

病例 73

一名 75 岁女性患者因腹痛加剧，伴腹胀、恶心和呕吐到急诊科就诊。既往病史无特殊；无吸烟史。检查显示患者的血氧饱和度 94%，体温 37.2℃，心率 98 次 / 分，呼吸频率 26 次 / 分，血压 100/62mmHg。触诊腹部柔软，有弥漫性压痛，肠鸣音亢进。尿试纸检测未见异常。

需拍摄腹部 X 线片以评估可能的肠梗阻。

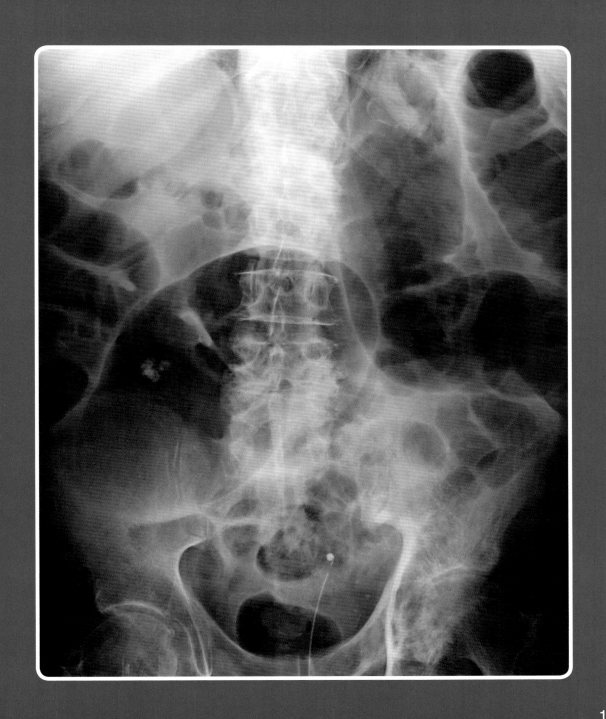

报告：结肠梗阻及 Paget 病

患者 ID　匿名。
投照体位　前后仰卧位。
旋转　无旋转。
穿透性　合适（棘突可见）
投照范围　不满意（耻骨联合、耻骨下支和上腹部未全部包括）。

肠腔气体类型
腹部中央和外周可见多发扩张肠襻，显示结肠袋，符合结肠梗阻。

肠壁
无结肠或小肠肠壁增厚或壁间积气的证据。

气腹
无腹内游离气体的证据。

实质脏器
实质器官轮廓正常，未见实质器官钙化。

血管
左上腹部区可见脾动脉钙化。

骨骼
下腰椎可见中度退行性改变。
左半骨盆区可见混合性透亮和硬化结构。与右半骨盆比较，左半骨盆轻度膨胀、骨小梁粗大伴左侧髂坐线骨皮质增厚。

软组织
两侧腰大肌轮廓可见。
腹壁软组织未见异常。

其他
膀胱区内的一导尿管在原位。
右下腹部区可见一不规则 X 线致密钙化，符合肠系膜淋巴结钙化。
未见血管线、引流管或手术夹。

检查区
胆囊结石 / 肾结石：未见阳性结石。
肺底：未全部包括。
脊柱：下腰椎退行性改变。
股骨头：混合性透亮和硬化结构。

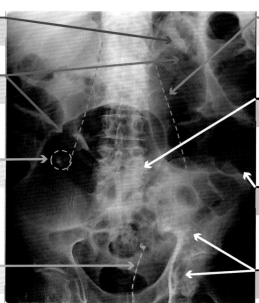

脾动脉钙化

结肠扩张伴结肠袋

钙化

导尿管

腰大肌轮廓

退行性改变

左半骨盆轻度膨胀

左半骨盆混合性透亮和硬化结构

概要
　　本例 X 线片显示多发扩张肠襻伴结肠袋，符合结肠梗阻，虽然肠梗阻的病因未见显示。左半骨盆骨质膨胀、骨小梁粗大及混合性透亮和硬化结构，符合 Paget 病。膀胱区内的导尿管在原位。

临床检查及处理
　　应采用 ABCDE 步骤救治患者。
　　应提供合适的镇痛和补液。
　　患者应保持禁食，插入鼻胃管作通畅的引流，应开始静脉输液。
　　应急诊血液检查，包括全血细胞计数、尿素和电解质、骨代谢指标物、C 反应蛋白、肝功能检测、凝血功能、血气分析，并查血型和配血检查。
　　应紧急联系普外科团队，并应考虑做腹部 / 盆腔增强 CT 扫描，以更好地显示解剖和进一步评估。
　　一旦肠梗阻解除，患者应就诊风湿病学科评估 Paget 病。骨关节炎改变首先是根据症状做改变生活方式和镇痛的处理。

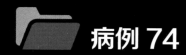

病例 74

一名 40 岁女性患者因腹痛以及 48h 无排气和排便到急诊科就诊。主要既往病史为 6 年前曾行腹膜腔镜下阑尾切除术和因复发性肺动脉栓塞而置入下腔静脉内滤器；有吸烟史。检查显示患者的血氧饱和度 97%，体温 37.5℃，心率 132 次 / 分，呼吸频率 25 次 / 分，血压 142/86mmHg。触诊腹壁僵硬，有全腹部压痛、肠鸣音亢进。尿试纸检测未见异常，妊娠试验阴性。

需拍摄腹部 X 线片以评估可能的肠梗阻。

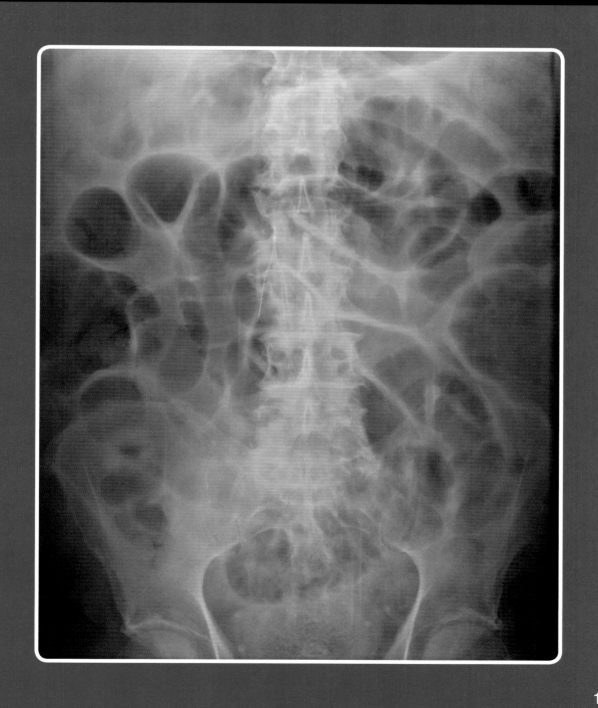

报告：小肠梗阻及下腔静脉滤器

患者 ID　匿名。
投照体位　前后仰卧位。
旋转　无旋转。
穿透性　合适（棘突可见）。
投照范围　不满意（耻骨联合、耻骨下支未包括）。

肠腔气体类型
腹部中央可见多发扩张的肠襻，显示环状肠皱襞，符合小肠扩张。直肠内少量粪便。

肠壁
无结肠或小肠肠壁增厚或壁间积气的证据。

气腹
无腹内游离气体的证据。

实质脏器
实质器官轮廓正常，未见实质器官钙化。

血管
无异常的血管钙化。

骨骼
脊柱中度退行性改变伴骨赘形成。

软组织
两侧腰大肌轮廓线未见，并无特异性；腹壁软组织未见异常。

其他
在腹部下腔静脉区及 L_2/L_3 右侧椎弓根可见一个下腔静脉滤器影。
在骨盆区可见多个圆形 X 线致密影，最可能为静脉石。
未见血管线、引流管或手术夹。

检查区
胆囊结石／肾结石：未见阳性结石。
肺底：未全部包括。
脊柱：中度退行性改变。
股骨头：正常。

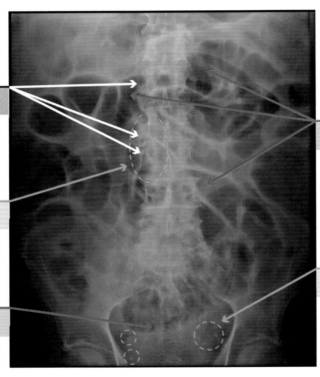

脊柱退行性改变

下腔静脉滤器

直肠内粪便

小肠扩张

静脉石

概要

　　本例 X 线片显示腹部中央多发扩张肠襻，伴环状肠皱襞，符合小肠梗阻。虽然肠梗阻的病因未见显示，但可能与先前手术造成的粘连有关。下腔静脉滤器的位置满意。脊柱中度退行性改变和盆腔内静脉石为偶然的发现。

临床检查及处理

　　应采用 ABCDE 步骤救治患者。

　　应提供合适的镇痛和补液。
　　患者应保持禁食及插入鼻胃管作通畅的引流以降低小肠压力，应开始静脉输液。
　　应急查血液项目，包括全血细胞计数、尿素和电解质、C 反应蛋白、肝功能检测、凝血功能、血气分析，并查血型和配血检查。
　　应紧急联系普外科团队，并应考虑做腹部／盆腔增强 CT 扫描，以更好地显示解剖和进一步评估。

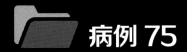

病例 75

一名 10 岁男童因进行性便秘来到胃肠病科门诊就诊。他患有慢性便秘，为此目前服用泻药，但无其他特殊既往病史。目前正在组织一项有关结肠转运的研究。检查显示患者的血氧饱和度 99%，体温 36.5℃，心率 88 次 / 分，呼吸频率 20 次 / 分，血压 110/65mmHg。触诊腹部柔软，无压痛，肠鸣音正常。

需在 4 天期间拍摄腹部 X 线片以评估存留在结肠内的转运标志物的位置。

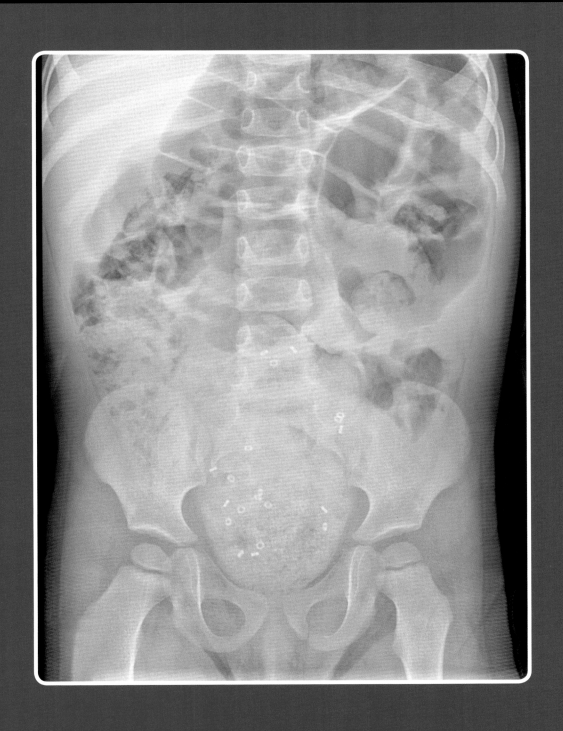

报告：结肠转运标记物

患者 ID　匿名。
投照体位　前后仰卧位。
旋转　无旋转。
穿透性　合适（棘突可见）。
投照范围　满意（向上可见前肋，向下可见耻骨支）。

肠腔气体类型
在上腹部区可见有结肠袋的扩张肠襻，符合结肠扩张，主要为横结肠。
从升结肠至直肠的整个大肠内有中等量粪便残渣，较为突出的是直肠内有大量粪便，可能嵌塞直肠。

肠壁
无结肠或小肠肠壁增厚或壁间积气的证据。

气腹
无腹内游离气体的证据。

实质脏器
实质器官轮廓正常，未见实质器官钙化。

血管
无异常的血管钙化。

骨骼
成像中的胸椎、腰椎或骨盆未见异常。
由于骨化中心尚未融合，股骨头和髋臼可见生长板，这是该年龄段儿童的正常表现。

软组织
两侧腰大肌轮廓可见。
腹壁软组织未见异常。

其他
在下腹部和盆腔区的乙状结肠和直肠内，共计有 20 个圆形和线状 X 线致密影，符合已知的 X 线致密的转运标志物。
未见血管线、引流管或手术夹。

检查区
胆囊结石 / 肾结石：未见阳性结石。
肺底：未全部包括。
脊柱：正常。
股骨头：正常（可见生长板）。

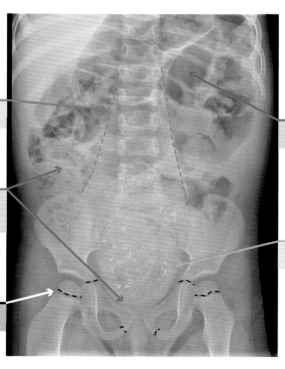

腰大肌轮廓

从升结肠至直肠的整个大肠内残留粪便

生长板

扩张的肠襻

结肠转运标记物

概要
　　本例 X 线片显示整个大肠内有中等量粪便，尤其是大量粪便嵌塞直肠，更为突出。在下腹部和盆腔区见有 20 个吞服的 X 线致密的转运标志物影，可能在乙状结肠和直肠内。

临床检查及处理
　　应回顾分析结肠转运研究并由专家解释，其结果将取决于吞服标记物的数量和时间。
　　应考虑进一步检查以评估患者进行性便秘的原因，并咨询胃肠病学专家以优化泻药 / 灌肠及建议生活方式的调整，包括多喝水、摄入足够的膳食纤维和适当的运动。

（病例 51 ～ 75　叶晓华，译）

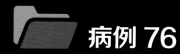

病例 76

一名 73 岁女性患者因全腹痛 2 个月就诊于她的家庭医师。主要既往病史为慢性肾功能不全，肾移植失败后目前进行血液透析；无吸烟史。检查显示患者的血氧饱和度 95%，体温 37.1℃，心率 78 次 / 分，呼吸频率 14 次 / 分，血压 120/85mmHg。触诊腹部柔软，右侧髂窝有压痛，肠鸣音正常。尿试纸检测未见异常。

需拍摄腹部 X 线片以评估可能的肠梗阻。

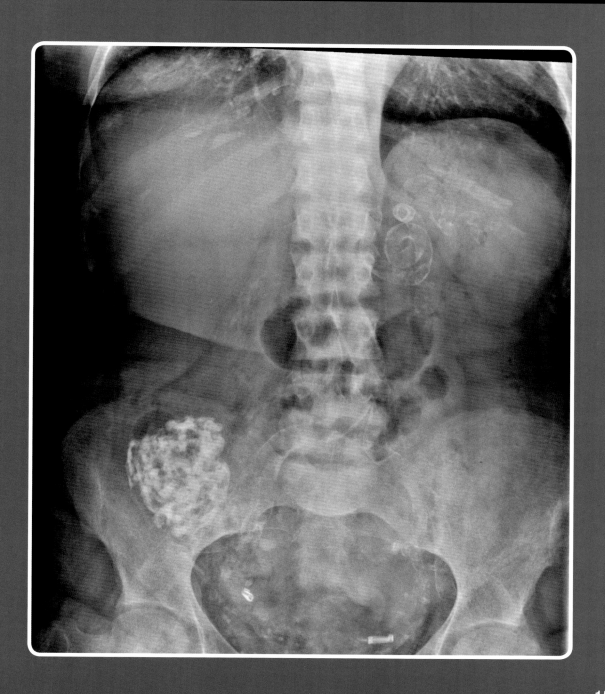

报告：失败的肾移植

患者 ID　匿名。
投照体位　前后仰卧位。
旋转　无旋转。
穿透性　合适（脊柱棘突可见）。
投照范围　不满意（耻骨联合和耻骨下支未包括）。

肠腔气体类型
肠腔气体类型正常。

肠壁
无结肠或小肠肠壁增厚或肠壁积气的证据。

气腹
无腹内游离气体的证据。

实质脏器
实质器官轮廓正常，未见实质器官钙化。

血管
腹主动脉和髂动脉钙化，在左上腹部区的血管钙化呈匐行状。

骨骼
椎体终板硬化，表现为"橄榄球衣样脊柱"（rugger-jersey spine）。成像中的骨骼未见骨折或骨质破坏性骨病。

软组织
在右侧髂窝区可见一个边界清晰的 X

线致密影，最可能为钙化的移植肾。左侧腰大肌轮廓线未见，并无特异性。
腹壁软组织未见明显异常。

其他
在骨盆区可见 2 个手术夹，可能与绝育有关。
未见血管线或引流管。

检查区
胆囊结石/肾结石：未见阳性结石。
肺底：未完全包括。
脊柱：椎体终板硬化。
股骨头：正常。

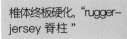

椎体终板硬化，"rugger-jersey 脊柱"

右侧腰大肌轮廓

失败的移植肾

血管钙化

手术夹

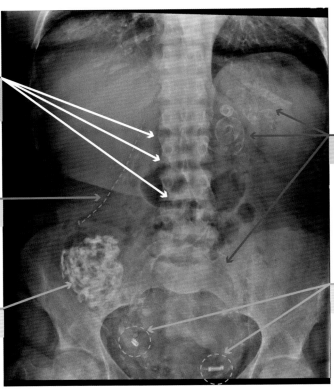

概要
　　本例 X 线片显示如上所述的多个局灶性血管钙化，也显示了右髂窝内钙化的移植肾和可能与肾性骨营养不良有关的椎体终板硬化。

临床检查及处理
　　应提供合适的镇痛和补液。

　　应做血液检查，包括全血细胞计数、尿素和电解质、肝功能检测，骨代谢指标物、凝血功能、血气分析和 C 反应蛋白。
　　无明确的腹部 X 线异常表现可解释患者腹痛的临床症状。
　　应考虑进一步影像学检查以评估腹部，并应寻求外科参与。可能也需要肾科/移植团队优化处理患者的肾。

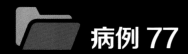

病例 77

一名 75 岁女性患者因全腹痛到急诊科就诊。主要既往病史有颅骨切除术；无吸烟史。检查显示患者的血氧饱和度 95%，体温 37.0℃，心率 130 次 / 分，呼吸频率 21 次 / 分，血压 120/85mmHg。触诊腹部僵硬，有全腹压痛，肠鸣音正常。尿试纸检测未见异常。

需拍摄腹部 X 线片以评估可能的肠梗阻。

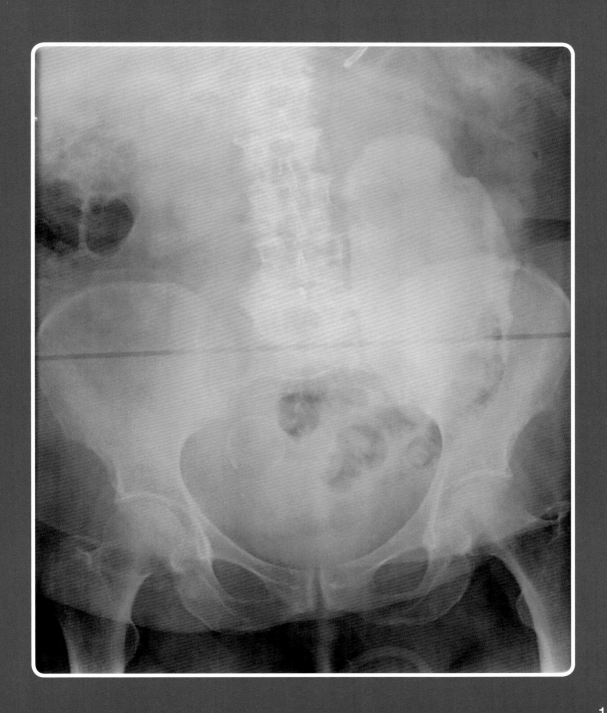

报告：颅骨切除术的骨瓣

患者 ID　匿名。
投照体位　前后仰卧位。
旋转　无旋转。
穿透性　合适（脊柱棘突可见）。
投照范围　不满意（上腹及右侧胁腹未完全包括）。

肠腔气体类型
肠腔气体类型正常。

肠壁
无结肠或小肠肠壁增厚或肠壁积气的证据。

气腹
无腹内游离气体的证据。

实质脏器
实质器官轮廓正常，未见实质器官钙化。

血管
在右半骨盆区可见一弧线形的 X 线致密影，可能为髂动脉瘤钙化。

骨骼
腰椎中度退行性改变伴骨桥样骨赘形成。
成像中的骨骼未见骨折或骨质破坏改变。

软组织
两侧腰大肌轮廓未见，并无特异性。

腹壁软组织未见明显异常。

其他
在上腹部区可见一根鼻胃管，其尖端很可能在胃内。
未见血管线、引流管及手术夹。
在左侧腹部可见一边界清晰的 X 线致密影，结合病史，可能为被保存在腹部的颅骨切除术后的骨瓣。

检查区
胆囊结石 / 肾结石：未见阳性结石。
肺底：未完全包括。
脊柱：腰椎退行性改变。
股骨头：正常。

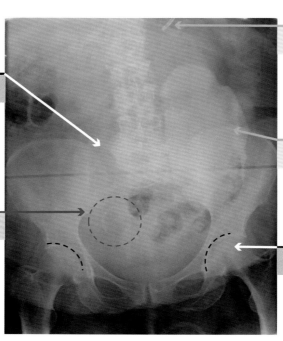

腰椎退行性改变伴桥样骨赘

鼻胃管尖端

颅骨切除的骨瓣

血管钙化

正常股骨头

概要
　　本例 X 线片显示左侧腹部一边界清晰的 X 线致密影，符合保存在腹部的颅骨切除术后的骨瓣。在左半骨盆还见一弧形 X 线致密影，可能为髂动脉瘤钙化。鼻胃管尖端可能位于胃内。腰椎退行性改变为偶然发现。

临床检查及处理
　　应采用 ABCDE 步骤救治患者。
　　应提供合适的镇痛和补液。

　　应急诊血液检查，包括全血细胞计数、尿素和电解质、骨代谢指标物、肝功能检测，C 反应蛋白、凝血功能、血气分析，并查血型和配血检查。
　　应使用广谱抗生素。
　　应考虑做腹部 / 盆腔增强 CT 扫描，以进一步评估腹部以及寻求外科参与。
　　如果关节炎引起症状，应首先建议患者改变生活方式和镇痛等处理。

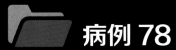
病例 78

一名 50 岁女性患者因呕吐、腹痛、心悸及昏倒被送至急诊科。患者既往史无特殊；无吸烟史。检查显示患者的血氧饱和度 97%，体温 37.2℃，心率 130 次 / 分，呼吸频率 25 次 / 分，血压 92/60mmHg。腹部僵硬，有全腹压痛，肠鸣音正常。尿试纸检测未见异常。

需拍摄腹部 X 线片以评估可能的肠梗阻。

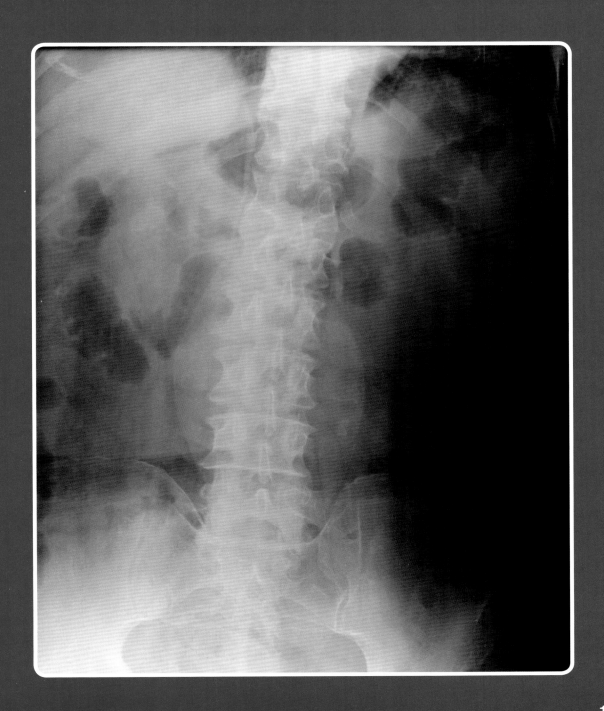

报告：腹主动脉瘤

患者 ID　匿名。
投照体位　前后仰卧位。
旋转　无旋转。
穿透性　不合适（左侧过度曝光）。
投照范围　不满意（右侧髋臼、耻骨联合和耻骨下支未完全包括）。

肠腔气体类型
肠腔气体类型正常。

肠壁
无结肠或小肠肠壁增厚或肠壁积气的证据。

气腹
无腹内游离气体的证据。

实质脏器
右肾轮廓清晰可见，提示该区域没有液体（出血）。左肾轮廓未见，但并无特异性。

血管
在肾下方的腹主动脉于 $L_3 \sim S_1$ 水平处可见血管钙化并显示梭形动脉瘤扩张。

骨骼
成像中的胸椎、腰椎或骨盆未见异常。

软组织
两侧腰大肌轮廓未见，虽无特异性，但特别是已知临床病史和患者有低血压，高度提示有腹主动脉瘤破裂的可能性。
腹壁软组织未见明显异常。

其他
未见 X 线致密异物影。
未见血管线、引流管及手术夹。

检查区
胆囊结石 / 肾结石：未见阳性结石。
肺底：未完全包括。
脊柱：正常。
股骨头：未见显示。

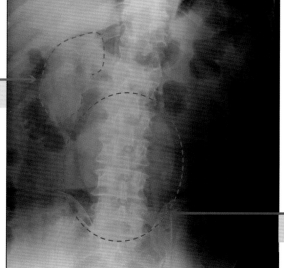

右肾轮廓

钙化的腹主动脉瘤

概要
　　本例 X 线片显示在肾下方的腹主动脉呈梭形动脉瘤扩张。两侧腰大肌轮廓未见，并无特异性，但结合临床病史，高度提示有腹主动脉瘤破裂的可能。

临床检查及处理
　　应采用 ABCDE 步骤救治患者。
　　应提供合适的镇痛和补液。

　　应急诊血液检查，包括全血细胞计数、尿素和电解质、C 反应蛋白、骨代谢指标物、肝功能检测、凝血功能、血气分析和交叉配血。
　　患者应禁食，并开始静脉输液。
　　应紧急转诊至血管外科，以评估腹主动脉瘤破裂程度及考虑修补。主动脉增强 CT 扫描可更清晰地显示解剖和评估破裂情况。

病例 79

一名 69 岁女性患者因腹胀加剧和呼吸困难被送至急诊科。主要既往病史为卵巢癌及治疗；无吸烟史。检查显示患者的血氧饱和度 93%，体温 36.5℃，心率 98 次 / 分，呼吸频率 26 次 / 分，血压 112/65mmHg。腹壁肌紧张，有弥漫性压痛，肠鸣音正常。尿试纸检测未见异常。

需拍摄腹部 X 线片以评估可能的肠梗阻。

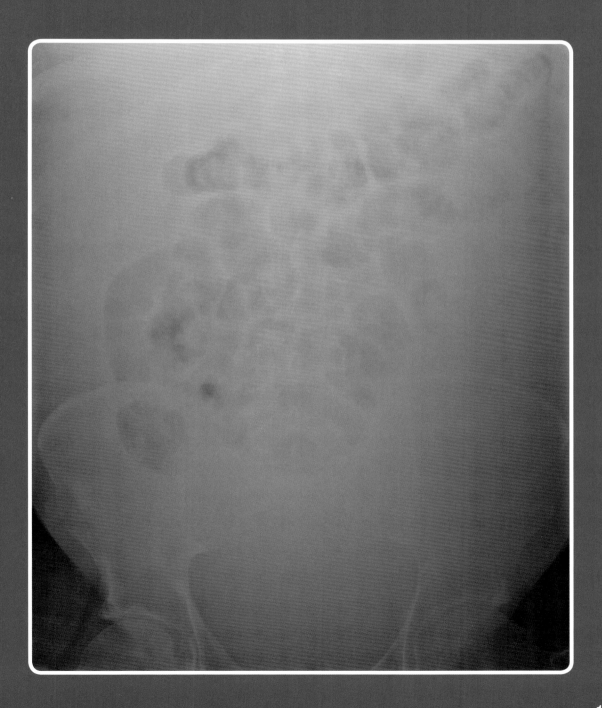

报告：腹水

患者 ID　匿名。
投照体位　前后仰卧位。
旋转　无旋转。
穿透性　不足（脊柱棘突未见）。
投照范围　不满意（耻骨联合、耻骨下支及膈肌未包括）。

肠腔气体类型
在腹部中央区可见多发肠襻聚集，而在周围胁腹部和髂窝缺乏肠气影。

肠壁
无结肠或小肠肠壁增厚或肠壁积气

的证据。

气腹
无腹内游离气体的证据。

实质脏器
腹部弥漫性密度增加，致所有软组织和实质脏器轮廓显示不清。

血管
无异常血管钙化。

骨骼
成像中的胸椎、腰椎或骨盆未见异常，但骨骼结构显示不清。

软组织
两侧腰大肌轮廓未见，与腹水有关。
腹壁软组织未见明显异常。

其他
未见 X 线致密异物影。
未见血管线、引流管及手术夹。

检查区
胆囊结石 / 肾结石：未见阳性结石。
肺底：未完全包括。
脊柱：显示不清。
股骨头：正常。

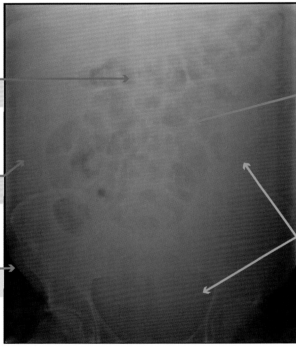

肠襻聚集在中腹部

周围部缺乏肠气

胁腹膨隆

因腹部弥漫性密度增加致腰大肌轮廓模糊

腹水

概要
　　本例 X 线片显示腹部中央区多发肠襻聚集，周围胁腹部和髂窝缺乏肠气影，腹部弥漫性密度增加致软组织、实质脏器和骨骼显示不清，这些表现符合大量腹水。

临床检查及处理
　　应采用 ABCDE 步骤救治患者。
　　应提供合适的镇痛和补液。
　　应急诊血液检查，包括全血细胞计数、尿素和电解

质、C 反应蛋白、肝功能检测、甲状腺功能检测、血气分析和骨代谢指标物。
　　若最近未行影像学检查，应考虑做胸部，腹部和骨盆的多期增强 CT 扫描，以再评估已知的卵巢癌有无复发。
　　若 CT 扫描证实疾病复发，应转诊至肿瘤科做进一步处理，可能包括活检和多学科讨论。治疗可能包括手术、放疗、化疗或姑息性治疗，将取决于多学科讨论结果和患者的意愿。
　　有可能在超声引导下进行腹水引流，以缓解症状。

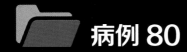

病例 80

　　一名 2 个月男婴因呕吐及腹部绞痛被送至急诊科。患儿最近患有流感样病毒疾病。检查显示患儿的血氧饱和度 98%，体温 37.8℃，心率 170 次 / 分，呼吸频率 60 次 / 分。触诊腹部柔软，右上腹部可触及腊肠样肿块，肠鸣音亢进。尿试纸检测未见异常。

　　需拍摄腹部 X 线片以评估可能的肠梗阻。

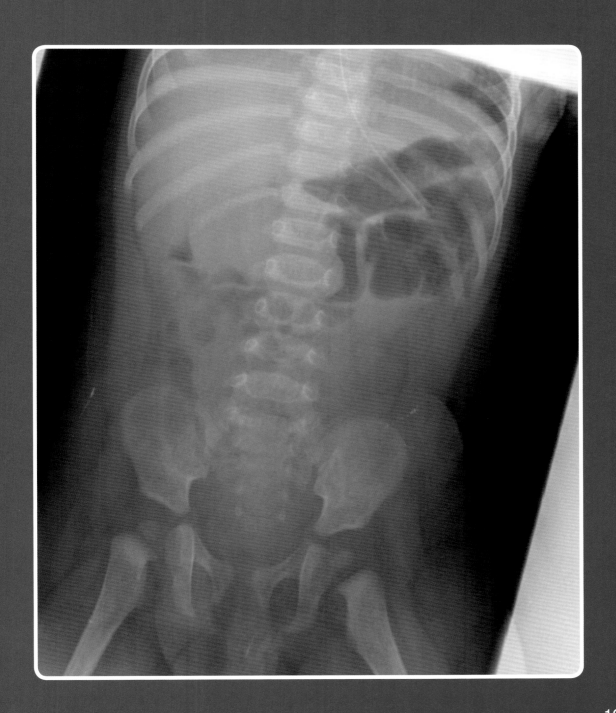

报告：肠套叠

患者 ID　匿名。
投照体位　前后仰卧位。
旋转　无旋转。
穿透性　合适（脊柱棘突可见）。
投照范围　满意（向上可见前肋，向下可见耻骨下支）。

肠腔气体类型
在左上腹部可见多发扩张的肠襻；升结肠内可见少量气体。

肠壁
无结肠或小肠肠壁增厚或肠壁积气的证据。

气腹
无腹内游离气体的证据。

实质脏器
实质器官轮廓正常，未见实质器官钙化。

血管
无异常血管钙化。

骨骼
成像中的胸椎、腰椎或骨盆未见异常。
骨盆和股骨间可见软骨，它们尚未融合，这是该年龄段儿童的正常表现。

软组织
在右上腹部区可见一长条形的软组织肿块。

两侧腰大肌轮廓未见，并无特异性，特别是该年龄段儿童。
腹壁软组织未见明显异常。

其他
在左上腹部区可见一条鼻胃管在原位，尖端可能在胃内。
未见血管线、引流管及手术夹。

检查区
胆囊结石 / 肾结石：未见阳性结石。
肺底：右侧肺底未完全包括。
脊柱：正常。
股骨头：正常（生长线可见）。

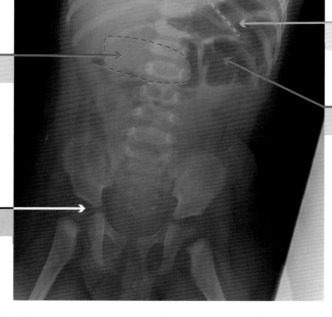

长条形的软组织肿块

鼻胃管

扩张的肠襻

未融合骨之间的软骨

概要
　　本例 X 线片显示右上腹部长条形状的软组织肿块和左上腹部有扩张的肠襻，结合临床病史，符合肠套叠。一条鼻胃管在原位，尖端可能在胃内。

临床检查及处理
　　应采用 ABCDE 步骤救治患儿。
　　应提供合适的镇痛和补液。

　　患儿应禁食，开始静脉输液。
　　应急诊血液检查，包括全血细胞计数、尿素和电解质、血气分析、凝血功能、并查血型和配血检查，C 反应蛋白。
　　应紧急做腹部超声扫描以明确肠套叠的诊断。应寻求外科的介入。
　　在透视下以空气灌肠或以水溶性造影剂灌肠有助于诊断，在大部分病例中可成功缓解肠套叠。

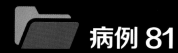

一名 40 岁男性患者因戒酒症状和腹痛到急诊科就诊。既往有酗酒史；无吸烟史。检查显示患者的血氧饱和度 97%，体温 36.8℃，心率 80 次 / 分，呼吸频率 22 次 / 分，血压 120/85mmHg。触诊腹部柔软，有全腹压痛，肠鸣音正常。尿试纸检测未见异常。

需拍摄腹部 X 线片以评估可能的肠梗阻。

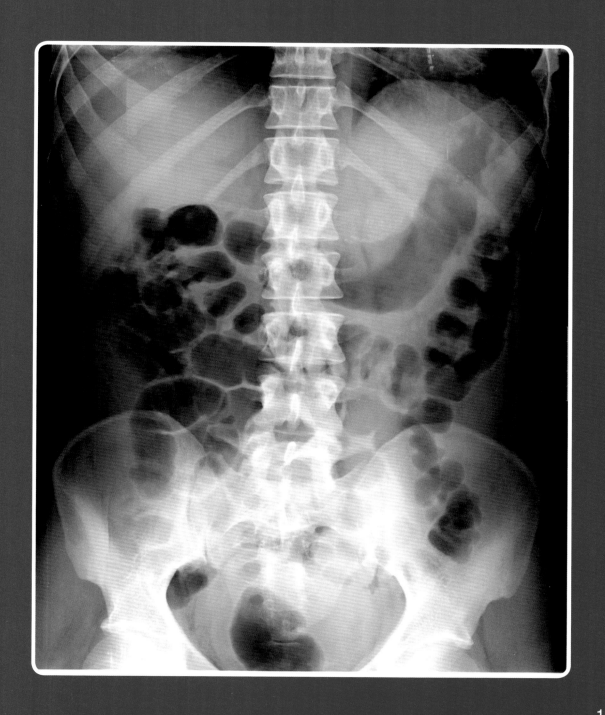

报告：慢性胰腺炎

患者 ID　匿名。
投照体位　前后仰卧位。
旋转　无旋转。
穿透性　合适（脊柱棘突可见）。
投照范围　不满意（耻骨联合和耻骨下支未包括）。

肠腔气体类型
肠腔气体类型正常。

肠壁
无结肠或小肠肠壁增厚或肠壁积气的证据。

气腹
无腹内游离气体的证据。

实质脏器
X 线片显示在胰腺区域可见细小斑点状钙化影，结合病史，可能为胰腺钙化，符合慢性胰腺炎。

血管
无异常血管钙化。

骨骼
成像中的胸椎、腰椎或骨盆未见异常。

软组织
两侧腰大肌轮廓可见。
腹壁软组织未见明显异常。

其他
未见 X 线致密异物影。
未见血管线、引流管及手术夹。

检查区
胆囊结石／肾结石：未见阳性结石。
肺底：未完全包括。
脊柱：正常。
股骨头：正常。

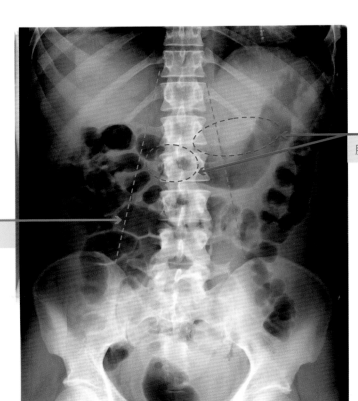

胰腺钙化

腰大肌轮廓

概要
　　本例 X 线片显示细小斑点状钙化分布于胰腺区，结合病史，可能为胰腺钙化，符合慢性胰腺炎。

临床检查及处理
　　应采用 ABCDE 步骤救治患者。
　　应提供合适的镇痛和补液。
　　应急诊血液检查，包括全血细胞计数、尿素和电解质、肝功能检测、淀粉酶、血气分析、骨代谢指标物和 C 反应蛋白。
　　应给予维生素 B_1 和苯二氮䓬类药物治疗急性戒酒症状。
　　应转诊至胃肠病科处置可能的慢性胰腺炎。处理方法可能包括镇痛和补充酶制剂。可考虑做腹部增强 CT 扫描以进一步评估胰腺。

病例 82

一名 52 岁女性患者因全腹痛到急诊科就诊。患者既往病史较复杂，曾行肠切除及结肠造口术，也是一位长期先天性膀胱缺损患者；无吸烟史。检查显示患者的血氧饱和度 97%，体温 37.3℃，心率 94 次 / 分，呼吸频率 20 次 / 分，血压 125/72mmHg。触诊腹部柔软，有弥漫性压痛，肠鸣音亢进。尿试纸检测未见异常，妊娠试验阴性。

需拍摄腹部 X 线片以评估可能的肠梗阻。

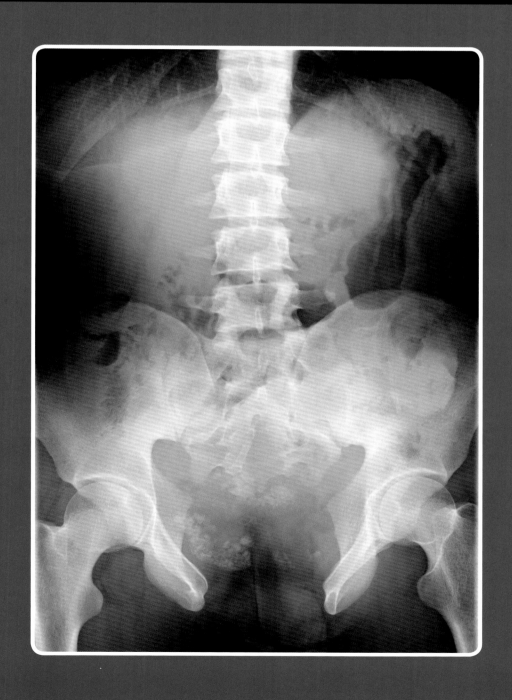

报告：膀胱外翻及膀胱结石

患者 ID　匿名。
投照体位　前后仰卧位。
旋转　无旋转。
穿透性　合适（脊柱棘突可见）。
投照范围　满意（向上可见前肋，向下可见耻骨下支）。

肠腔气体类型
肠腔气体类型正常。

肠壁
无结肠或小肠肠壁增厚或肠壁积气的证据。

气腹
无腹内游离气体的证据。

实质脏器
实质器官轮廓正常，未见实质器官钙化。

血管
无异常血管钙化。

骨骼
两侧耻骨未在耻骨联合中线处联合，称为"蝠鲼征"（manta ray sign）。
成像中的胸椎和腰椎未见异常。

软组织
两侧腰大肌轮廓可见，在骨盆的腹外软组织中有缺损，覆盖于耻骨联合增宽处。

其他
在左侧髂窝可见一圆形 X 线致密影，符合患者体外的结肠造瘘袋。
在膀胱区可见数个形态异常的 X 线致密钙化影，可能为膀胱结石。
未见血管线、引流管及手术夹。

检查区
胆囊结石 / 肾结石：膀胱区多个结石。
肺底：正常。
脊柱：正常。
股骨头：正常。

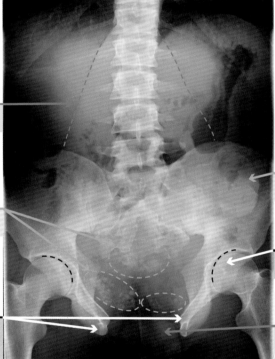

腰大肌轮廓

结肠造瘘袋

膀胱结石

正常股骨头

中线处耻骨未联合："蝠鲼征"（manta ray sign）

腹外局部软组织缺损

概要
　　本例 X 线片显示两侧耻骨较宽的分离，称为"蝠鲼征"，并且覆盖在该区域的腹外软组织缺损。此外也显示膀胱区数个钙化影。这些表现符合膀胱外翻及膀胱结石形成。要注意到左侧髂窝区有结肠造瘘。

临床检查及处理
　　应采用 ABCDE 步骤救治患者。

应提供合适的镇痛和补液。
　　应急诊血液检查，包括全血细胞计数、尿素和电解质、肝功能检测、淀粉酶、骨代谢指标物、血气分析和 C 反应蛋白。
　　膀胱结石形成是膀胱外翻术后的已知并发症，患者应转诊至泌尿外科以做进一步处理。肾、输尿管和膀胱 CT 扫描可能有助于更好地显示解剖和评估腹痛。

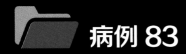

一名孕 28 周出生 6h 的早产女婴被送至新生儿重症监护室。她已做气管插管及脐动脉和静脉置管。检查显示患儿在插管并吸入 40% 氧的血氧饱和度 100%，体温 36.6℃，心率 176 次 / 分，呼吸频率 48 次 / 分。触诊腹部柔软，肠鸣音正常。

需拍摄腹部 X 线片以评估导管线的正确位置。

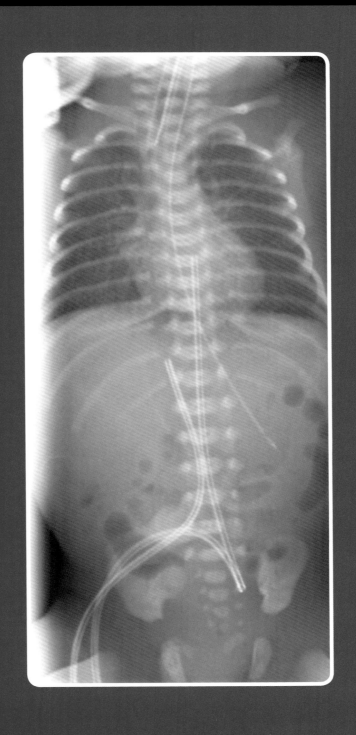

报告：新生儿的各类管线

患者 ID　匿名。
投照体位　婴儿胸腹部，前后仰卧位。
旋转　无旋转。
穿透性　合适（脊柱可见）。
投照范围　满意（向上可见前肋，向下可见耻骨下支）。

肠腔气体类型
肠腔气体类型正常。

肠壁
无结肠或小肠肠壁增厚或肠壁积气的证据。

气腹
无腹内游离气体的证据。

实质脏器
因腹部弥漫性密度增加致实质脏器轮廓显示不清。两侧肺野看起来正常。

血管
无异常血管钙化。

骨骼
成像中的胸椎、腰椎或骨盆未见异常。
由于骨化中心未融合，股骨头、大粗隆及髋臼可见生长板，这是该年龄段儿童的正常表现。
椎体之间可见软骨，这是该年龄儿童的正常表现。

软组织
两侧腰大肌轮廓未见，并无特异性，特别是该年龄的儿童。
腹壁软组织未见明显异常。

其他
一条鼻胃管在原位，其尖端在胃内。
气管内插管在原位，其尖端位于 T_2 水平处。
可见一条体外脐动脉置管，经脐进入脐动脉，沿脐动脉向下达髂内动脉，并向上经髂总动脉入主动脉，可见其尖端大概位于膈肌上方约 T_7 水平。
可见一条体外脐静脉置管，其尖端位于 T_{11} 水平，位置略偏低。
未见引流管及手术夹。

检查区
胆囊结石／肾结石：未见阳性结石。
肺底：未完全包括。
脊柱：正常（椎体间有软骨）。
股骨头：正常（股骨头和髋臼间有软骨）。

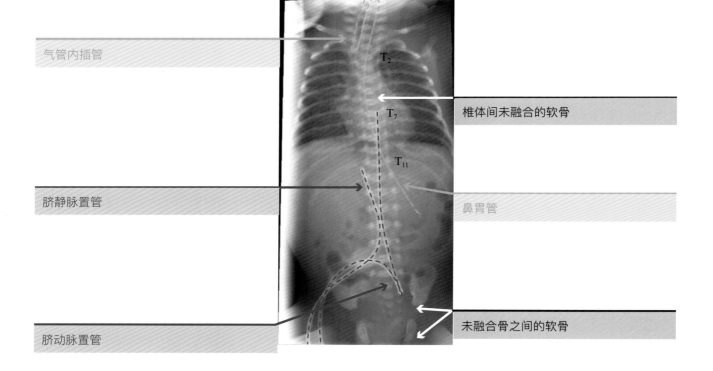

气管内插管　T_2　T_7　T_{11}　椎体间未融合的软骨

脐静脉置管　鼻胃管

脐动脉置管　未融合骨之间的软骨

概要
　　本例 X 线片显示鼻胃管、气管内插管和脐动脉置管，位置满意。脐静脉置管尖端在 T_{11} 水平。

临床检查及处理
　　脐静脉置管位置异常，较正常偏低，应拔除，再替换其他导管重新插管，将其尖端位置稍向上移动至约 T_{10} 水平，在膈肌水平的下腔静脉内。

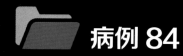

病例 84

一名 35 岁女性患者因左侧胁腹疼痛到急诊科就诊。主要既往病史为尿路梗阻，并最近行双侧输尿管 JJ 管置入术，无其他既往病史；无吸烟史。检查显示患者的血氧饱和度 98%，体温 36.7℃，心率 82 次 / 分，呼吸频率 16 次 / 分，血压 120/68mmHg。触诊腹部柔软，左侧胁腹有压痛，肠鸣音正常。尿隐血 ++，妊娠试验阴性。

需拍摄腹部 X 线片以评估可能的肾结石。

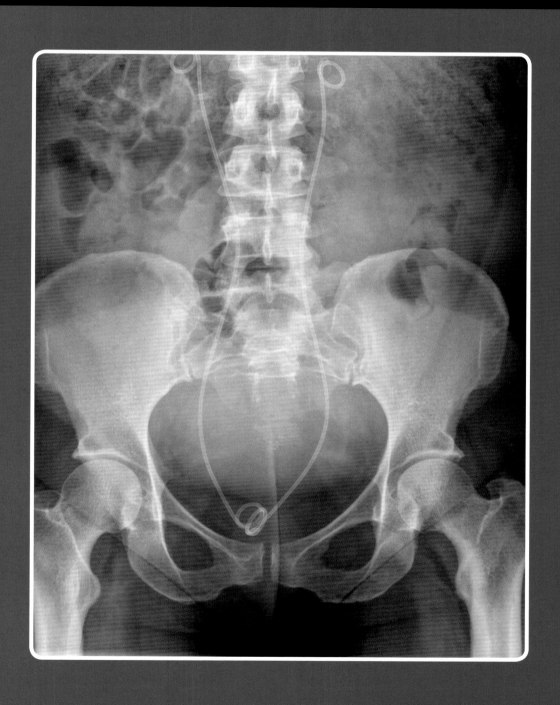

报告：双侧 JJ 管置入及腹膜后纤维化

患者 ID　匿名。
投照体位　前后仰卧位。
旋转　无旋转。
穿透性　合适（脊柱棘突可见）。
投照范围　不满意（前肋未包括）。

肠腔气体类型
肠腔气体类型正常。
横结肠和降结肠内有中等量粪便残留。

肠壁
无结肠或小肠肠壁增厚或肠壁积气的证据。

气腹
无腹内游离气体的证据。

实质脏器
双侧近段输尿管向内侧偏离，内有 JJ 管。

血管
无异常血管钙化。

骨骼
成像中的胸椎、腰椎或骨盆未见异常。

软组织
两侧腰大肌轮廓未见。

腹壁软组织未见明显异常。

其他
双侧输尿管 JJ 管在原位，两者近段在预期的肾盂位置，两者远段在膀胱，但均向内侧偏移。
未见血管线、引流管及手术夹。

检查区
胆囊结石 / 肾结石：未见阳性结石。
肺底：未完全包括。
脊柱：正常。
股骨头：正常。

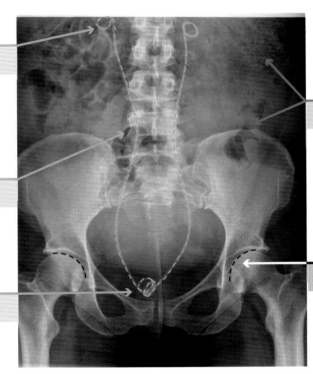

位于肾盂的 JJ 管

横结肠及降结肠内的粪便残留

JJ 管向内偏移

正常股骨头

位于膀胱的 JJ 管

概要
　　本例 X 线片显示双侧输尿管 JJ 管，其中段输尿管均向内侧偏离，说明输尿管梗阻的原因可能为腹膜后纤维化。整个横结肠和降结肠内有中等量粪便残留。

临床检查及处理
　　应采用 ABCDE 步骤救治患者。

应提供合适的镇痛和补液。
　　患者应转诊至肾 / 泌尿科团队。应急诊血液检查，包括全血细胞计数、尿素和电解质、C 反应蛋白、血沉、肝功能检测、骨代谢指标物、血气分析和肿瘤标志物。
　　肾、输尿管和膀胱 CT 扫描可能有助于更好显示解剖，如有 JJ 管阻塞的证据，后续应考虑是拔管或更换管。

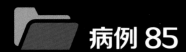

病例 85

一名 70 岁男性患者因全腹痛及呕吐到急诊科就诊。患者主要既往病史为稳定性腹主动脉瘤和右髋关节曾行动力性髋螺钉置入术；无吸烟史。检查显示患者的血氧饱和度 94%，体温 37.2℃，心率 98 次 / 分，呼吸频率 22 次 / 分，血压 110/65mmHg。腹部僵硬，有弥漫性压痛。肠鸣音减弱。尿试纸检测未见异常。

需拍摄腹部 X 线片以评估可能的肠梗阻。

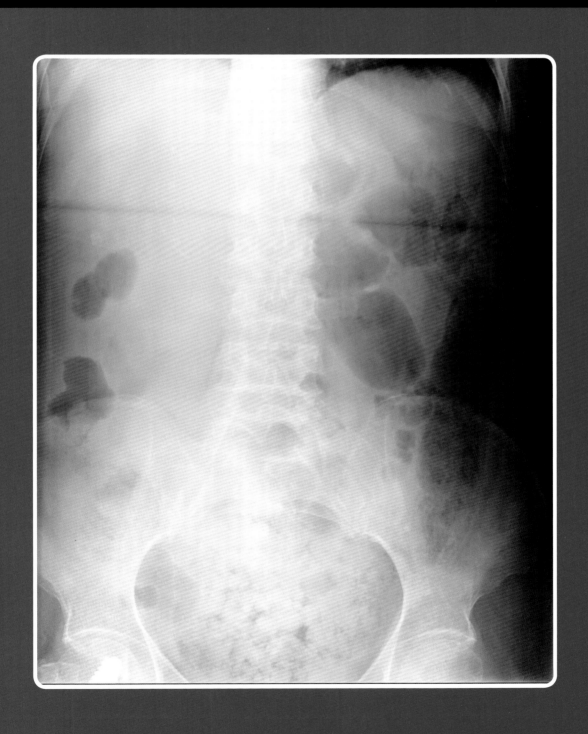

报告：腹主动脉瘤及肠管粪便残留

患者 ID　匿名。
投照体位　前后仰卧位。
旋转　无旋转。
穿透性　合适（脊柱棘突可见）。
投照范围　不满意（右侧髂嵴、耻骨联合和耻骨下支未完全包括）。

肠腔气体类型
肠腔气体类型正常。
整个降结肠内有多量的粪便残留，直肠更明显些。

肠壁
在左侧腹部区的远端大肠腔内有较多气体。

无肠壁间积气的证据。

气腹
无腹内游离气体的证据。

实质脏器
实质器官轮廓正常，未见实质器官钙化。

血管
腹主动脉钙化，在 T_{12} ～ L_4 水平可见梭形腹主动脉瘤扩张。

骨骼
成像中的胸椎、腰椎或骨盆未见异常。

软组织
右侧腰大肌轮廓未见，并无特异性，然而也有提示腹主动脉瘤破裂可能。
腹壁软组织未见明显异常。

其他
在右股骨近端见一动力性髋螺钉在原位，未见其他 X 线致密异物。
未见血管线、引流管及手术夹。

检查区
胆囊结石 / 肾结石：未见阳性结石。
肺底：右侧肺底未显示。
脊柱：正常。
股骨头：右侧动力性髋螺钉在原位。

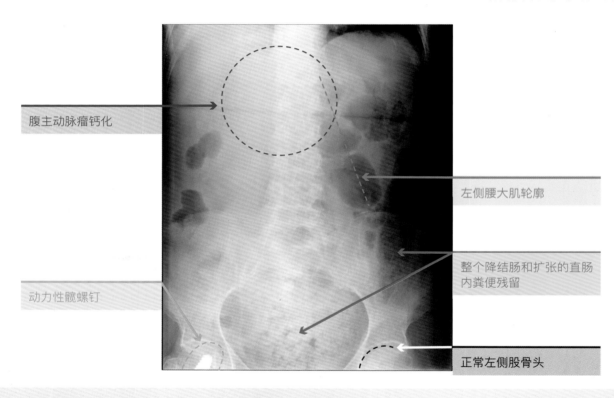

腹主动脉瘤钙化

动力性髋螺钉

左侧腰大肌轮廓

整个降结肠和扩张的直肠内粪便残留

正常左侧股骨头

概要
　　本例 X 线片显示远端大肠内有较多的无特异性的肠腔积气和降结肠及扩张直肠内有多量的粪便残留。X 线片也显示一个长期存在的较大梭形的且有钙化的腹主动脉瘤。右侧动力性髋螺钉为偶然的发现。

临床检查及处理
　　应采用 ABCDE 步骤救治患者。
　　应提供合适的镇痛和补液。应急诊血液检查，包括

全血细胞计数、尿素和电解质、C 反应蛋白、骨代谢指标物、肝功能检测，凝血功能、血气分析和交叉配血。
　　患者应禁食和开始静脉补液。
　　患者应紧急转诊至血管外科做评估。应考虑做腹部 / 盆腔增强 CT 扫描，以便评估是否存在腹主动脉瘤破裂，后者有可能会造成腰大肌轮廓模糊不清。
　　普通外科和（或）血管外科团队可能需要介入，这取决于这些附加检查的结果和临床情况。

病例 86

一名 60 岁男性患者因全腹痛到急诊科就诊。既往病史无特殊；吸烟者。检查显示患者的血氧饱和度 94%，体温 36.6℃，心率 118 次 / 分，呼吸频率 19 次 / 分，血压 110/90mmHg。腹部僵硬，有全腹压痛，肠鸣音亢进。尿试纸检测未见异常。

需拍摄腹部 X 线片以评估可能的肠梗阻。

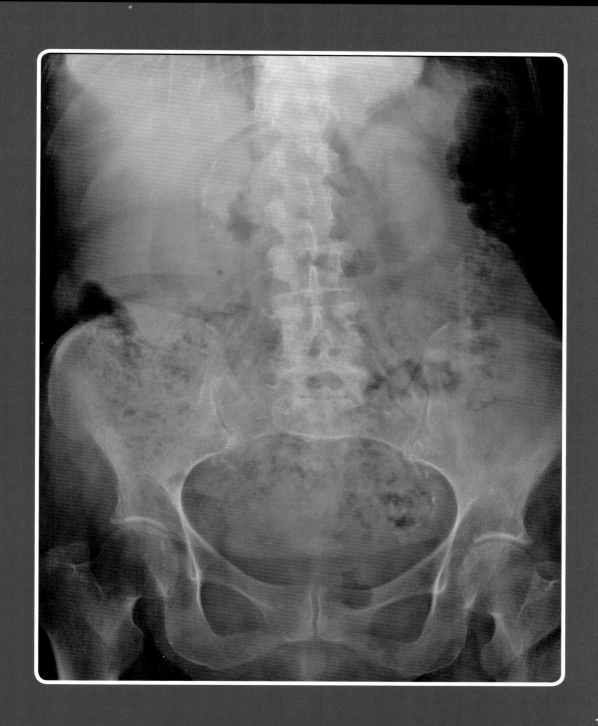

报告：腹主动脉瘤及血管钙化

患者 ID　匿名。
投照体位　前后仰卧位。
旋转　无旋转。
穿透性　合适（脊柱棘突可见）。
投照范围　满意（向上可见前肋，向下可见耻骨下支）。

肠腔气体类型
肠腔气体类型正常
主要在盲肠、降结肠远端及乙状结肠肠腔内有中等量粪便残留。

肠壁
无结肠或小肠肠壁增厚或肠壁积气的证据。

气腹
无腹内游离气体的证据。

实质脏器
实质器官轮廓正常，未见实质器官钙化。

血管
腹主动脉钙化，并显示在 T_{12} ～ L_3 水平的腹主动脉呈显著的梭形动脉瘤扩张。
双侧髂动脉钙化。

骨骼
成像中的胸椎、腰椎或骨盆未见异常。

软组织
两侧腰大肌轮廓可见
腹壁软组织未见明显异常。

其他
未见 X 线致密异物影。
未见血管线、引流管及手术夹。

检查区
胆囊结石 / 肾结石：未见阳性结石。
肺底：未完全包括。
脊柱：正常。
股骨头：正常。

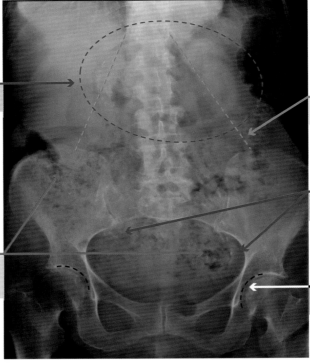

腹主动脉瘤钙化

腰大肌轮廓

髂动脉钙化

盲肠，降结肠远端 / 乙状结肠粪便残留

正常股骨头

概要
　　本例 X 线片显示梭形腹主动脉瘤扩张。中等量粪便残留，主要在盲肠、降结肠远端及乙状结肠，但无肠梗阻证据。髂动脉钙化为偶然发现。

临床检查及处理
　　应采用 ABCDE 步骤救治患者。
　　应提供合适的镇痛和补液。
　　应急诊血液检查，包括全血细胞计数、尿素和电解质、骨代谢指标物、肝功能检测、C 反应蛋白、凝血功能、血气分析和交叉配血。
　　患者应禁食和开始静脉补液。
　　患者应紧急转诊至血管外科做评估。应考虑做腹部 / 盆腔增强 CT 扫描，以便评价是否存在腹主动脉瘤破裂。
　　普通外科和（或）血管外科团队可能需要介入，这取决于这些附加检查的结果和临床情况。

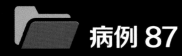

病例 87

一名 40 岁女性患者因腹痛、恶心，呕吐到急诊科就诊。她已 5 天未排便。既往病史较为复杂，先前因有克罗恩病而行肠切除及回肠造口术；无吸烟史。检查显示患者的血氧饱和度 98%，体温 36.5℃，心率 100 次 / 分，呼吸频率 24 次 / 分，血压 118/64mmHg。腹部僵硬，有全腹压痛，肠鸣音正常。尿试纸检测未见异常，尿妊娠试验阴性。

需拍摄腹部 X 线片以评估可能的肠梗阻。

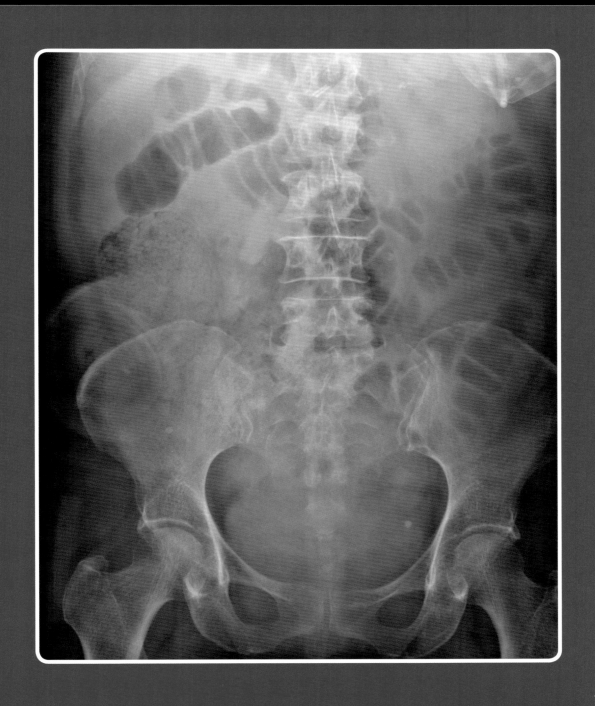

报告：回肠造口术后及小肠扩张

患者 ID 匿名。
投照体位 前后仰卧位。
旋转 无旋转。
穿透性 合适（脊柱棘突可见）。
投照范围 满意（向上可见前肋，向下可见耻骨下支）。

肠腔气体类型
主要在腹部中央可见多发扩张的肠襻，有环状肠皱襞，襞间有气体，符合小肠扩张。

肠壁
无结肠或小肠肠壁增厚或肠壁积气的证据。

气腹
无腹内游离气体的证据。

实质脏器
实质器官轮廓正常，未见实质器官钙化。

血管
无异常血管钙化。

骨骼
髋关节轻度退行性改变伴骨赘形成。

软组织
两侧腰大肌轮廓可见。
腹壁软组织未见异常。

其他
在右髂窝区可见一圆形 X 线致密影，符合患者体外的回肠造瘘袋。
造瘘袋周围有中等量粪便物质。
在骨盆区可见一小圆形 X 线致密影，最可能为静脉石。
在上腹部可见手术夹。
未见血管线、引流管。

检查区
胆囊结石 / 肾结石：未见阳性结石。
肺底：未完全包括。
脊柱：正常。
股骨头：正常。

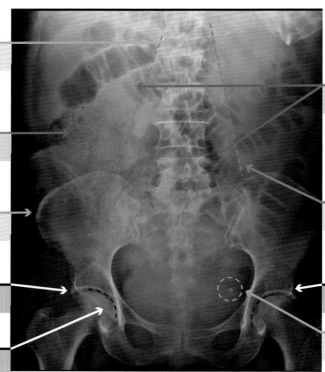

手术夹

残留粪便

回肠造瘘袋

骨赘

正常股骨头

小肠扩张及环状肠皱襞

腰大肌轮廓

骨赘

静脉石

概要
　　本例 X 线片显示主要位于腹部中央的小肠扩张以及环状肠皱襞，符合小肠梗阻。也显示在右髂窝区的一个回肠造瘘袋，袋内及袋周围有中等量粪便物质。这些表现可能与肠粘连、克罗恩病复发或粪便嵌塞有关。

临床检查及处理
　　应采用 ABCDE 步骤救治患者。
　　应提供合适的镇痛和补液。

　　应评估造瘘口的通畅性。
　　患者应保持禁食及插入鼻胃管通畅引流以缓解小肠压力，应开始静脉输液。
　　应急诊血液检查，包括全血细胞计数、尿素和电解质、C 反应蛋白、肝功能检测，凝血功能、血气分析，并查血型和配血检查。
　　应紧急联系普通外科团队。应考虑做腹部 / 盆腔增强 CT 扫描。

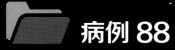

病例 88

一名 27 岁男性患者因腹痛加剧及近期体重减轻到胃肠病科门诊。患者既往病史无特殊；无吸烟史。检查显示患者的血氧饱和度 97%，体温 39.2℃，心率 112 次 / 分，呼吸频率 26 次 / 分，血压 140/78mmHg。腹部僵硬，有明显弥漫性压痛，肠鸣音正常。尿试纸检测未见异常。

需拍摄腹部 X 线片以评估可能的肠穿孔。

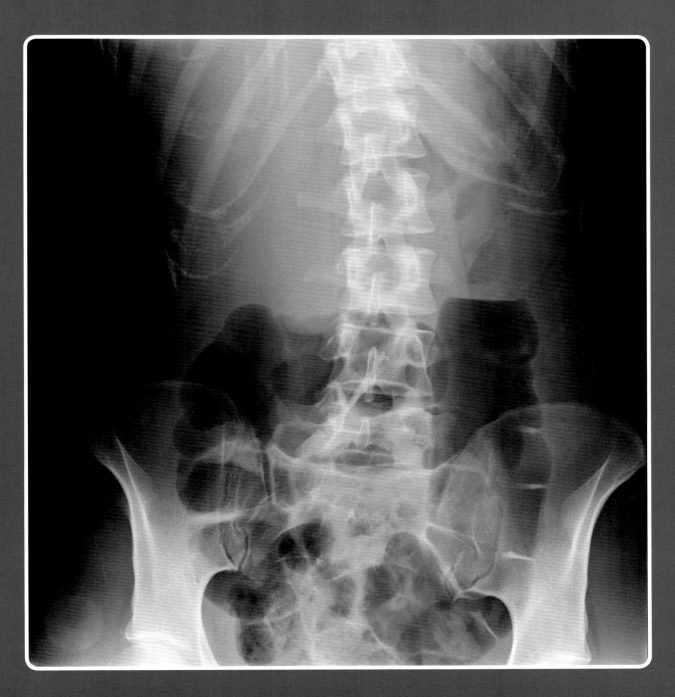

报告：腹膜后肿块

患者 ID　匿名。
投照体位　前后仰卧位。
旋转　无旋转。
穿透性　合适（脊柱棘突可见）。
投照范围　不满意（耻骨联合、耻骨下支和髋关节未完全包括）。

肠腔气体类型
结肠向下移位至骨盆，提示上腹部可能有巨大软组织肿块。

肠壁
无结肠或小肠肠壁增厚或肠壁积气的证据。

气腹
无腹内游离气体的证据。

实质脏器
实质器官轮廓正常，未见实质器官钙化。

血管
无异常血管钙化。

骨骼
腰椎轻度侧弯向左侧凸，中心位于 L_2/L_3 水平。
成像中的胸椎、腰椎或骨盆未见其他异常。

软组织
右侧腰大肌轮廓未见，可能与腹部肿块有关。
腹壁软组织未见明显异常。

其他
在上腹部可见一巨大均匀致密影，推移结肠下移至骨盆。
未见血管线、引流管及手术夹。

检查区
胆囊结石 / 肾结石：未见阳性结石。
肺底：未完全包括。
脊柱：腰椎侧弯向左侧凸，以 L_2/L_3 椎体为中心。
股骨头：未见。

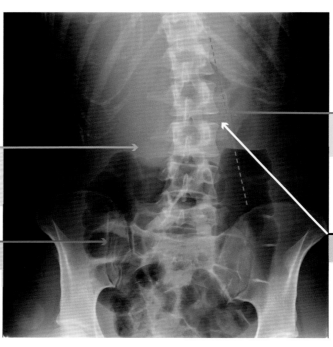

巨大均匀致密影：可能为腰大肌脓肿或腹膜后积液

结肠下移至骨盆

仅左侧腰大肌轮廓可见

腰椎侧弯

概要
　　本例 X 线片显示上腹部一巨大的均匀性致密影，推移结肠向下移至骨盆，右侧腰大肌轮廓模糊。结合临床病史，这些表现提示为巨大腹部肿块，由于右侧腰大肌轮廓消失，提示可能来源于腹膜后的病变。腰椎轻度侧弯也可能与此有关。

临床检查及处理
　　本例患者临床状况不佳，应采用 ABCDE 步骤救治患者。

应提供合适的镇痛和补液。
　　应急诊血液检查，包括全血细胞计数、尿素和电解质、肝功能检测、淀粉酶、骨代谢指标物、C 反应蛋白、血气分析和血培养。
　　应立即开始抗脓毒症治疗 6 条途径，包括给氧，静脉输入抗生素和考虑大量补液及测量乳酸，记录排出尿量和血培养。
　　腹部 / 盆腔增强 CT 扫描将有助于更清晰显示解剖。普通外科团队应介入治疗中。

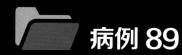

病例 89

一名 52 岁男性患者在心胸手术后进入外科病房。患者已 5 天未排便。患者主要既往病史为主动脉瓣狭窄和 2 型糖尿病；已戒烟。检查显示患者的血氧饱和度 98%，体温 37.1℃，心率 75 次 / 分，呼吸频率 13 次 / 分，血压 120/65mm/Hg。触诊腹部柔软，无压痛，肠鸣音正常。尿试纸检测未见异常。

需拍摄腹部 X 线片以评估可能的肠梗阻。

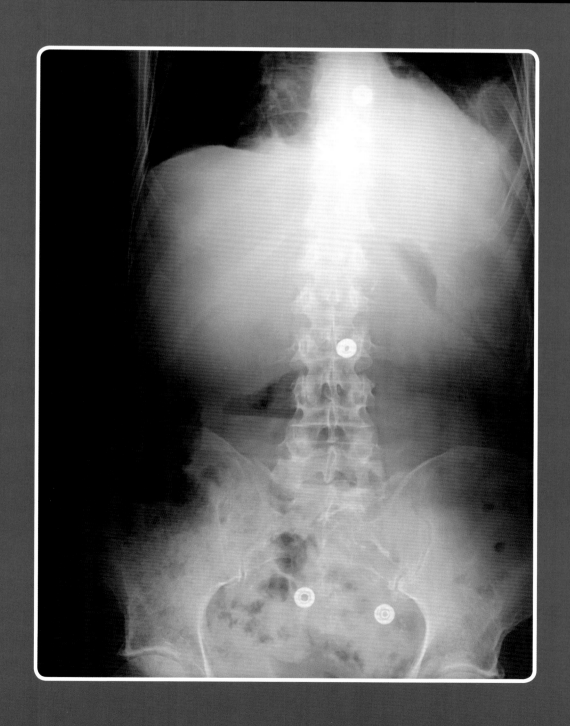

报告： 人工主动脉瓣膜置换及左肺下叶萎陷

患者 ID 匿名。
投照体位 前后位仰卧位。
旋转 无旋转。
穿透性 合适（脊柱棘突可见）。
投照范围 不满意（耻骨联合、耻骨下支和髋关节未完全包括）。

肠腔气体类型
肠腔气体类型正常。盲肠内有中等量粪便存留。

肠壁
无结肠或小肠肠壁增厚或肠壁积气的证据。

气腹
无腹内游离气体的证据。

实质脏器
在左心后区可见一个三角形致密影，符合左肺下叶萎陷。
在左肺基底部可见不均匀致密影，可能为实变或胸腔积液。

血管
无异常血管钙化。

骨骼
成像中的胸椎、腰椎或骨盆未见异常。

软组织
两侧腰大肌轮廓未见，并无特异性。
腹壁软组织未见明显异常。

其他
在左心缘见 2 个外科夹，在纵隔内另见一个外科夹。
在纵隔中线区域见一个 X 线致密影，符合经导管的主动脉瓣膜置入。
在患者胸部至骨盆中线处有四个体外的圆形 X 线致密影，最可能为开襟羊毛衫上的纽扣。
未见血管线和引流管。

检查区
胆囊结石 / 肾结石：未见阳性结石。
肺底：左肺下叶萎陷伴实变或胸腔积液。
脊柱：正常。
股骨头：正常。

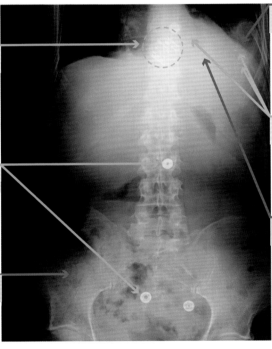

人工主动脉瓣膜

服饰伪影

整个盲肠内的粪便残留

可能的实变或胸腔积液

外科夹

左肺下叶萎陷

概要
　　本例 X 线片显示人工主动脉瓣在原位，左下肺叶萎陷伴可能的左肺基底部实变或胸腔积液。盲肠内中等量粪便残留。

临床检查及处理
　　应提供合适的镇痛和补液。

　　正式的胸部 X 线片将会有所帮助，正如超声检查一样可定量胸腔积液的多少。
　　应急诊血液检查，包括全血细胞计数、尿素和电解质、肝功能检测，血气分析、血培养和 C 反应蛋白。
　　患者应开始使用针对医院获得性肺炎的抗生素治疗。应考虑泻药治疗便秘。

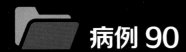

病例 90

一名刚出生 6h 的新生儿因呕吐和腹胀而送至新生儿病房。他患有唐氏综合征。检查显示患儿的血氧饱和度 98%，体温 36.9℃，心率 170 次 / 分，呼吸频率 60 次 / 分。腹部明显膨隆，无肠鸣音。

需拍摄腹部 X 线片以评估可能的肠梗阻。

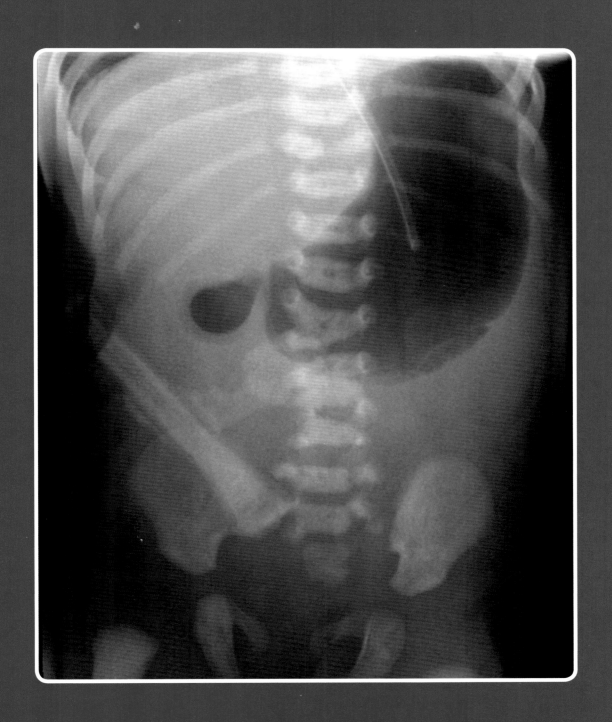

报告：十二指肠闭锁

患者 ID　匿名。

投照体位　前后仰卧位。

旋转　由于患儿向右侧旋转，显示骨盆不对称。

穿透性　合适（脊柱可见）。

投照范围　满意（向上可见前肋，向下可见耻骨下支）。

肠腔气体类型

胃及十二指肠近端积气扩张，为幽门括约肌分开，形成"双泡征"。十二指肠远端未见肠气。

肠壁

无结肠或小肠肠壁增厚或肠壁积气的证据。

气腹

无腹内游离气体的证据。

实质脏器

实质器官轮廓正常，未见实质器官钙化。

血管

无异常血管钙化。

骨骼

腰椎呈分节异常，可能是潜在综合征的一部分的表现。

软组织

两侧腰大肌轮廓未见，并无特异性，特别在该年龄段儿童。

腹壁软组织未见明显异常。

其他

可见一条鼻胃管在原位，其尖端位于左上腹胃体腔内。

在患儿腹部体外右侧可见一个夹钳影，符合脐带夹钳。

未见血管线、引流管及手术夹。

检查区

胆囊结石 / 肾结石：未见阳性结石。

肺底：未完全包括。

脊柱：正常（椎体间软骨）。

股骨头：正常（生长线可见）。

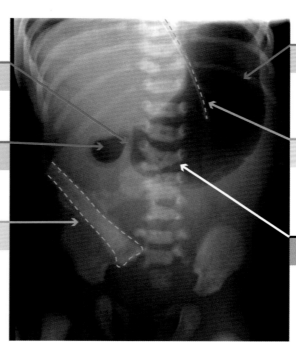

幽门括约肌

十二指肠近端扩张

脐带夹钳

胃腔扩张

鼻胃管

分节异常

概要

　　本例 X 线片显示胃和十二指肠近端积气扩张，自此位置以远的肠腔无肠气，符合十二指肠闭锁。一个鼻胃管在原位，在胃内的位置满意。脐带已夹紧。

临床检查及处理

　　应采用 ABCDE 步骤救治患儿。

　　应开始给予婴儿广谱抗生素治疗、静脉补液和禁食。

　　应急诊血液检查，包括全血细胞计数、尿素和电解质、血培养、血气分析和 C 反应蛋白。

　　应紧急转诊至新生儿外科做手术干预。结合椎体异常，应寻找其他异常，如 VACTERL（肛门闭锁、先天性心脏病、气管食管瘘、肾异常和肢体异常）。

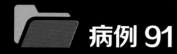

病例 91

一名出生 2 天的孕 29 周早产男婴，因出现腹胀、胆汁样呕吐和喂养差而被转至新生儿重症监护室。检查显示患儿在吸入 40% 氧的情况下的血氧饱和度 100%，体温 37.8℃，心率 180 次/分，呼吸频率 65 次/分。触诊腹部僵硬，听诊未闻及肠鸣音。

需拍摄腹部 X 线片以评估可能的坏死性小肠结肠炎。

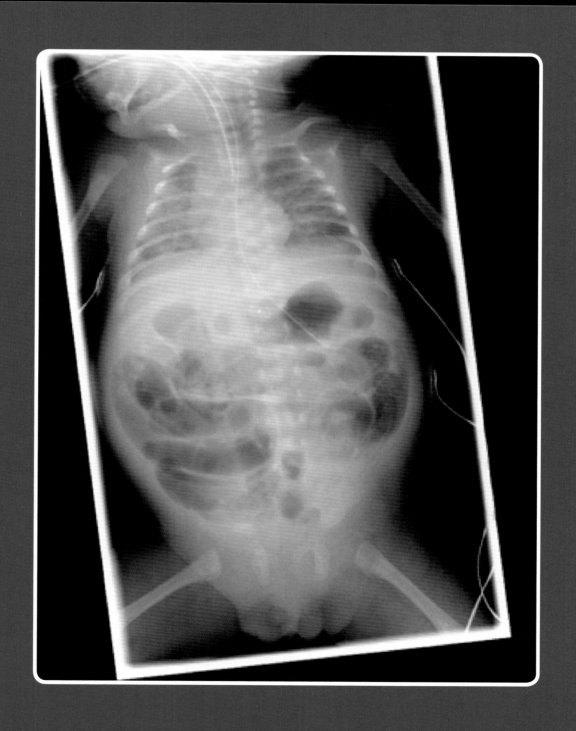

报告：肠梗阻及气腹

患者 ID　匿名。
投照体位　婴儿胸腹部，前后仰卧位。
旋转　由于患儿向右侧旋转，导致脊柱向左侧偏移和骨盆不对称。
穿透性　合适（脊柱可见）。
投照范围　满意（向上可见前肋，向下可见耻骨下支）。

肠腔气体类型
整个全腹部可见多发明显扩张的肠襻，小肠为著，显示这种"无特征性"表现，符合炎症。

肠壁
无结肠或小肠肠壁增厚或肠壁积气的证据。

气腹
有腹膜腔内游离气体的证据，符合气腹。
可见 Rigler 征（双壁征），表示为肠壁的腔内侧及腹膜侧均有气体存在。

实质脏器
两侧肺部不均匀致密实变。腹部实质脏器难以观察。

血管
无异常血管钙化。

骨骼
成像中的胸椎、腰椎或骨盆未见异常。
由于骨化中心还未融合，骨盆和股骨可见软骨，这是该年龄段儿童的正常表现。

软组织
两侧腰大肌轮廓未见，并无特异性，特别在该年龄段的儿童。
腹壁软组织未见明显异常。

其他
一条鼻胃管在原位，其尖端位置投影在左上腹部胃腔内。
气管内插管在原位，其尖端位于中线，正好在隆突近端。
患儿体外有 3 个电极和导线，符合心肺监护。
未见血管线、引流管及手术夹。

检查区
胆囊结石／肾结石：未见阳性结石。
肺底：不均匀实变。
脊柱：正常。
股骨头：正常，生长线可见。

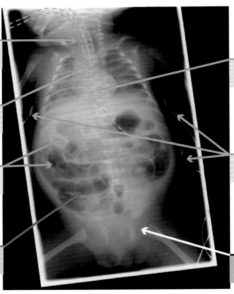

气管内插管

隆突水平

气腹的 Rigler 征

扩张的肠襻

鼻胃管

心肺监测电极

未融合骨之间的软骨

概要
　　本例 X 线片显示整个全腹部有多发无特征性的扩张肠襻，伴有气腹证据。结合临床病史，这些表现符合肠梗阻及继发肠穿孔。可能存在有呼吸窘迫综合征，符合早产新生儿的常见表现。鼻胃管位置满意，但气管内插管需要稍微回撤。

临床检查及处理
　　应采用 ABCDE 步骤救治患者。

　　应提供合适的镇痛和补液。
　　患儿应开始应用广谱抗生素治疗、静脉补液及禁食。
　　应急诊血液检查，包括全血细胞计数、尿素和电解质、C 反应蛋白、骨代谢指标物、肝功能检测、凝血功能、血培养、血气分析，并查血型和配血检查。腹部侧卧位的 X 线片投照将有助于明确穿孔诊断。
　　应紧急转诊至新生儿外科进行下一步治疗。

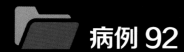

病例 92

一名 31 岁男性患者因刺伤行手术后进入普通外科病房。检查显示患者的血氧饱和度 98%，体温 37.2℃，心率 86 次 / 分，呼吸频率 28 次 / 分，血压 112/58mmHg。触诊腹部柔软，肠鸣音存在。

需拍摄腹部 X 线片以评估手术引流管的位置。

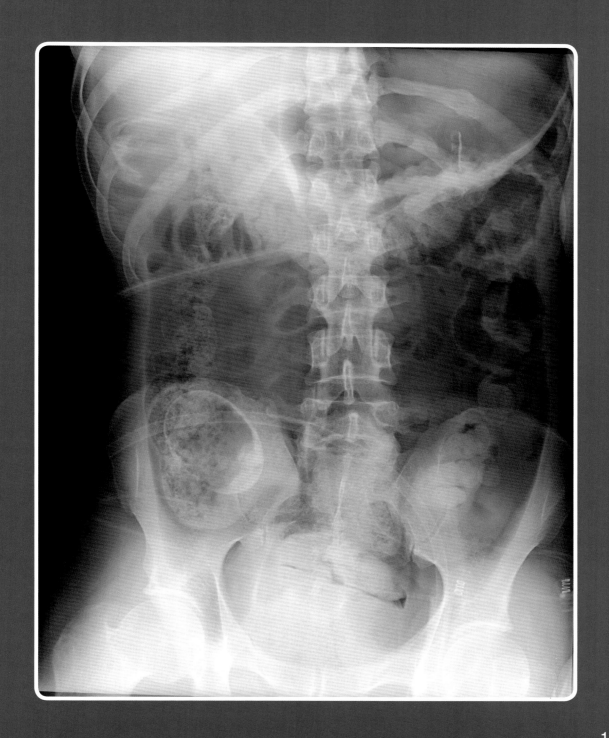

报告：气腹

患者 ID　匿名。
投照体位　前后仰卧位。
旋转　患者轻度向右侧旋转，脊柱轻度向左侧偏曲。
穿透性　合适（脊柱棘突可见）。
投照范围　不满意（耻骨下支及左侧股骨颈未包括）。

肠腔气体类型
肠腔气体类型正常。
整个大肠内有少量至中等量粪便残留。

肠壁
无结肠或小肠肠壁增厚或肠壁积气的证据。

气腹
有腹膜腔内大量游离气体的证据，符合气腹。
可见 Rigler 征（双壁征），表示为肠壁的腔内侧及腹膜侧均有气体存在。
可见镰状韧带征，符合腹膜腔内气体勾勒出肝镰状韧带轮廓。

实质脏器
实质器官轮廓正常，未见实质器官钙化。

血管
无异常血管钙化。

骨骼
成像中的胸椎、腰椎或骨盆未见异常。

软组织
右侧腰大肌轮廓可见，左侧腰大肌轮廓线未见，并无特异性。

腹壁软组织未见明显异常。

其他
在右上腹部可见一条外科引流管，其尖端位于 L_2 右侧横突。第二条外科引流管位于右下腹部，其尖端在左侧骨盆环。
在下腹部可见数条 X 线致密线影，可能为体外线。同样在右下腹部可见一体外伪影，可能为衣物，这些需要结合临床评估。
未见血管线和手术夹。

检查区
胆囊结石 / 肾结石：未见阳性结石。
肺底：未完全包括。
脊柱：正常。
股骨头：正常。

气腹的镰状韧带征
腰大肌轮廓
气腹的 Rigler 征
大肠内残留粪便
患者体外伪影

游离气体
外科引流管
体外线

概要
　　本例 X 线片显示 2 条外科引流管在原位，如上所述。有气腹的证据，可能与最近手术和穿通性腹部外伤有关。

临床检查及处理
　　患者应由普通外科团队做定期检查，应监测引流量，由普外科医师判断引流管的拔除时间。

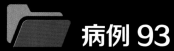

病例 93

一名 18 岁女性患者因腹胀及腹泻和排黏液便次数增多而到急诊科就诊。她有溃疡性结肠炎的病史背景；无吸烟史。检查显示患者的血氧饱和度 96%，体温 37.8℃，心率 94 次／分，呼吸频率 28 次／分，血压 110/60mmHg。触诊腹部柔软，有弥漫性压痛，肠鸣音增多。尿试纸检测未见异常，妊娠试验阴性。

需拍摄腹部 X 线片以评估可能的活动性结肠炎。

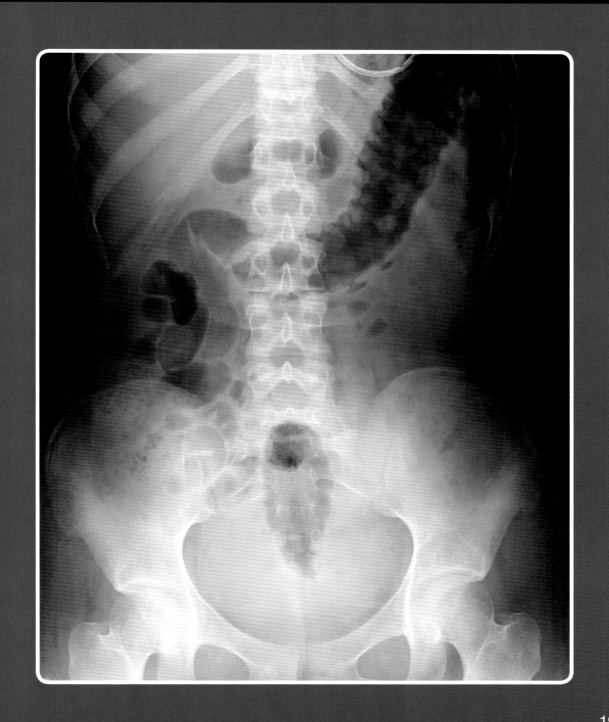

报告：肠壁水肿及假息肉征

患者 ID　匿名。
投照体位　前后仰卧位。
旋转　无旋转。
穿透性　合适（脊柱棘突可见）。
投照范围　不满意（耻骨支和横膈未完全包括）。

肠腔气体类型
横结肠扩张。

肠壁
左上腹部的横结肠远端肠壁增厚和有"拇指印征"表现，符合肠壁水肿。
横结肠远端肠腔内有多发圆形高密度影，可能为炎性假息肉。
无结肠或小肠壁间积气证据。

气腹
无腹内游离气体的证据。

实质脏器
实质器官轮廓正常，未见实质器官钙化。

血管
无异常血管钙化。

骨骼
成像中的胸椎、腰椎或骨盆未见异常。

软组织
两侧腰大肌轮廓可见
腹壁软组织未见明显异常。

其他
在左上腹部可见一条 X 线致密线影，符合鼻胃管，尖端未见显示。
未见血管线、引流管及手术夹。

检查区
胆囊结石 / 肾结石：未见阳性结石。
肺底：未完全包括。
脊柱：正常。
股骨头：正常。

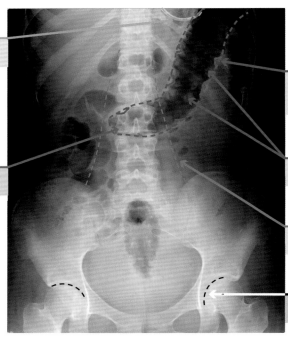

鼻胃管

横结肠及降结肠肠腔扩张

横结肠及降结肠肠壁水肿伴"拇指印征"

假息肉

腰大肌轮廓

正常股骨头

概要
　　本例 X 线片显示横结肠远端及降结肠近端肠腔扩张和肠壁水肿，伴提示可能为炎性假息肉的证据。结合临床病史，这些表现符合溃疡性结肠炎急性恶化。

临床检查及处理
　　应采用 ABCDE 步骤救治患者。
　　应提供合适的镇痛和补液。
　　应急诊血液检查，包括全血细胞计数、尿素和电解质、肝功能检测、血沉、C 反应蛋白、铁检测、叶酸检测、凝血功能、血气分析、血型和配血检查。应送检粪便标本。
　　应紧急转诊至普通外科和胃肠病科团队，并应考虑做腹部 / 盆腔增强 CT 扫描，以便更好地观察解剖结构和评估病变范围。
　　治疗方案将取决于进一步检查的结果以及患者的临床状态。

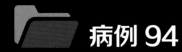

病例 94

一名9月龄的孕28周早产男婴，发生腹胀加重及呕吐。他因严重反流而行经皮内镜下胃空肠造口术。检查显示患者的血氧饱和度98%，体温37.9℃，心率180次/分，呼吸频率62次/分。腹部僵硬，肠鸣音亢进。

需紧急拍摄腹部X线片以评估可能的肠梗阻。

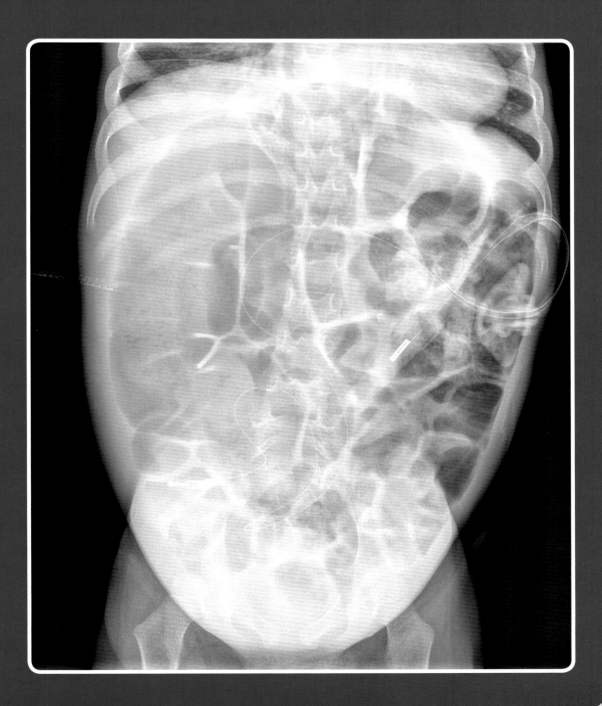

报告：肠扩张及经皮内镜下胃空肠造口术

患者 ID　匿名。
投照体位　前后仰卧位。
旋转　无旋转。
穿透性　合适（脊柱可见）。
投照范围　满意（向上可见前肋，向下可见耻骨下支）。

肠腔气体类型
整个腹部可见多发扩张肠襻，以大肠为著。

肠壁
无结肠或小肠肠壁增厚或肠壁积气的证据。

气腹
无腹内游离气体的证据。

实质脏器
实质器官轮廓正常，未见实质器官钙化。

血管
无异常血管钙化。

骨骼
成像中的胸椎、腰椎或骨盆未见异常。

软组织
两侧腰大肌轮廓未见，并无特异性，特别是该年龄段的儿童。
腹壁软组织未见明显异常。

其他
在腹部可见一条由内至外的 X 线

致密线影，呈盘旋状分布，经过中线，其尖端位于右下腹部，符合胃空肠造瘘管，其中胃造瘘管的末端在胃内，空肠造瘘管末端在右下腹部，可能在远端空肠内。随后在十二指肠空肠曲段可见异常的肠管轮廓，可能代表潜在的肠旋转不良。
未见血管线、引流管及手术夹。

检查区
胆囊结石 / 肾结石：未见阳性结石。
肺底：正常。
脊柱：正常。
股骨头：正常，生长线可见。

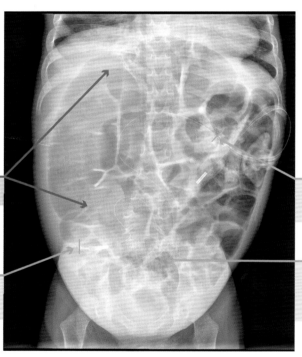

扩张的肠襻

经皮内镜下经空肠造瘘管终止处

经皮内镜下经胃造瘘管终止处

经皮内镜下经胃空肠造瘘管（2 根导管：1 根通向胃，1 根通向空肠）

概要
　　本例 X 线片显示整个腹部多发扩张肠襻，以大肠为著。胃空肠造瘘管在原位。随后在十二指肠空肠曲段可见异常的肠管轮廓，可能代表肠旋转不良。

临床检查及处理
　　应采用 ABCDE 步骤救治患儿。
　　应提供合适的镇痛和补液。

　　应立即给予患儿使用广谱抗生素治疗、禁食和开始静脉补液。胃空肠造瘘管的胃腔分支部分应加强通畅引流。
　　应急诊血液检查，包括全血细胞计数、尿素和电解质、C 反应蛋白、骨代谢指标物、肝功能检测、凝血功能、血培养、血气分析和交叉配血。
　　患儿应紧急转诊至外科以评估和考虑可能的手术干预。增强 CT 扫描将有助于评估可能的肠旋转不良。

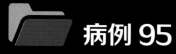

病例 95

一名 81 岁男性老年患者因体重减轻和嗜睡到急诊科就诊。自述恶心、无呕吐，明显尿量减少。患者既往病史无特殊，但诉说有频繁的不适及痛苦；无吸烟史。检查显示患者的血氧饱和度 95%，体温 36.5℃，心率 86 次 / 分，呼吸频率 18 次 / 分，血压 115/66mmHg。触诊腹部柔软，有全腹压痛，肠鸣音正常。尿试纸检测未见异常。早期的血液检查显示尿素和肌酐明显升高，诊断为严重急性肾衰竭。

需拍摄腹部 X 线片以评估可能的肠梗阻或腹部疾病。

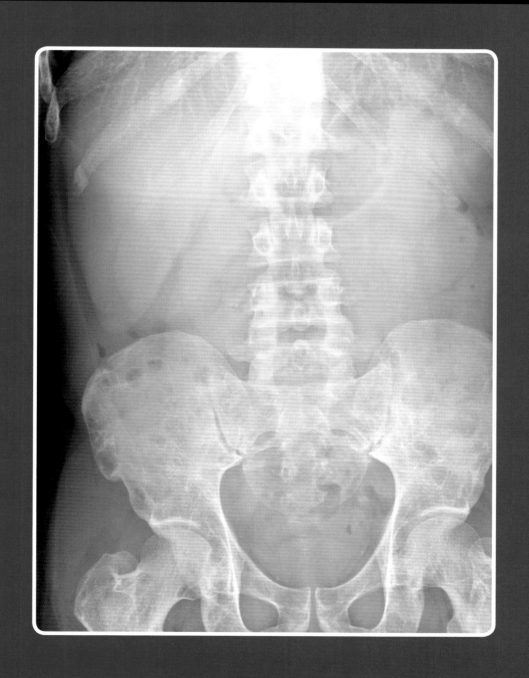

报告：溶骨性病变及少量肠气

患者 ID　匿名。
投照体位　前后仰卧位。
旋转　无旋转。
穿透性　合适（脊柱棘突可见）。
投照范围　满意（向上可见前肋，向下可见耻骨下支）。

肠腔气体类型
少量肠腔气体，无特异性。

肠壁
无结肠或小肠肠壁增厚或肠壁积气的证据。

气腹
无腹内游离气体的证据。

实质脏器
实质器官轮廓正常，未见实质器官钙化。

血管
无异常血管钙化。

骨骼
成像中的胸椎和腰椎未见异常。
整个骨盆及两侧股骨头可见多发溶骨性病变，部分病灶周围有硬化边缘。病变过渡带窄，无膨胀，无明显软组织成分和无骨膜反应。

软组织
两侧腰大肌轮廓未见，并无特异性。
腹壁软组织未见明显异常。

其他
未见 X 线致密异物影。
未见血管线、引流管及手术夹。

检查区
胆囊结石 / 肾结石：未见阳性结石。
肺底：未完全包括。
脊柱：正常。
股骨头：多发溶骨性病变。

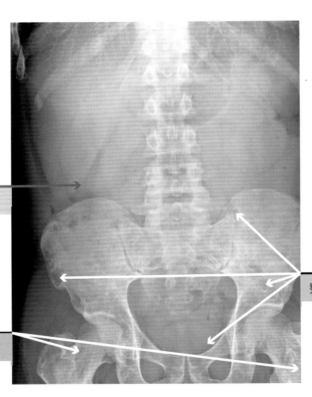

少量肠腔气体

整个骨盆溶骨性病变

股骨头溶骨性病变

概要
　　本例 X 线片显示整个骨盆和两侧股骨头多发溶骨性病变，部分病变有硬化边缘。结合临床病史，怀疑来自潜在的原发性肿瘤的转移或可能为多发性骨髓瘤。

临床检查及处理
　　应采用 ABCDE 步骤救治患者。
　　应提供合适的镇痛和补液。
　　应做血液检查，包括全血细胞计数、多次的尿素和电解质、C 反应蛋白、肝功能检测，骨代谢指标物、血气分析和肿瘤标志物。
　　一旦急性肾功能衰竭缓解，应考虑做多期的胸部、腹部和盆腔增强 CT 扫描，以明确任何潜在的恶性肿瘤。
　　应查血清和尿电泳以评估是否存在轻链免疫蛋白，这是骨髓瘤的诊断方法。
　　患者应转诊至肿瘤科以做进一步处理，包括活检和多学科讨论。治疗可能包括手术、放疗、化疗和姑息性治疗，这将取决于多学科讨论的结果和患者的意愿。

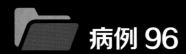

病例 96

一名 60 岁女性患者因在家晕倒而被送至急诊科。主要既往病史为晚期鼻咽癌，已戒吸烟。患者因需长期给予营养，最近接受了在 X 线透视引导下插入胃造瘘管。检查显示患者的血氧饱和度 97%，体温 39℃，心率 102 次 / 分，呼吸频率 17 次 / 分，血压 110/60mmHg。腹部僵硬，有全腹压痛，肠鸣音正常。尿试纸检测未见异常。

需拍摄腹部 X 线片以评估可能的肠梗阻

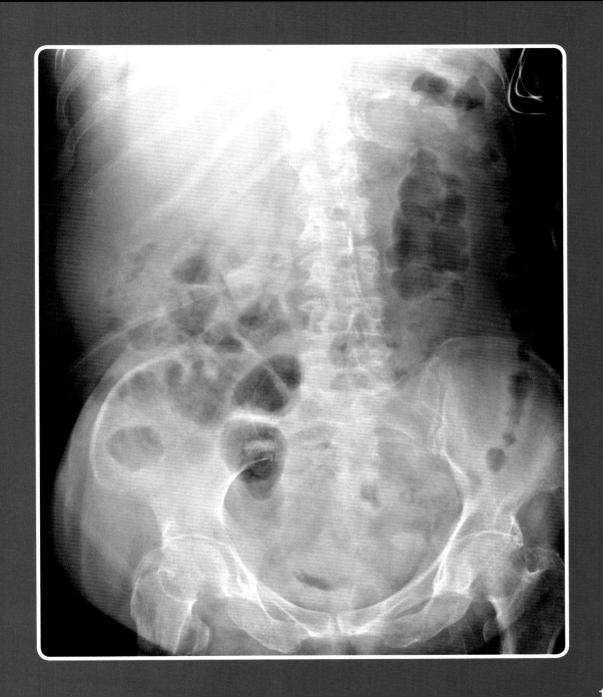

报告：X 线引导下插入胃造瘘管

患者 ID 匿名。
投照体位 前后仰卧位。
旋转 无旋转。
穿透性 合适（脊柱棘突可见）。
投照范围 满意（向上可见前肋，向下可见耻骨下支）。

肠腔气体类型
肠腔气体类型正常。

肠壁
降结肠肠壁增厚。

气腹
无腹内游离气体的证据。

实质脏器
实质器官轮廓正常，未见实质器官钙化。

血管
在左上腹部可见线样蔓行的钙化影，符合脾动脉钙化。

骨骼
轻度腰椎侧弯向左侧凸，以 L₃ 椎体为中心。
两侧髋关节严重退行性改变。

软组织
两侧腰大肌轮廓可见。
腹壁软组织未见明显异常。

其他
在腹部中线偏右侧可见一条 X 线致密管状影，带有三角形固定装置，最有可能是在 X 线透视引导下插入的胃造瘘管。
未见血管线、引流管及手术夹。

检查区胆囊
结石 / 肾结石：未见阳性结石。
肺底：正常。
脊柱：腰椎侧弯向左侧凸，以 L₃ 椎体为中心。
股骨头：两侧股骨头扁平，尤其是右侧表现提示先前有股骨头缺血性坏死。右侧股骨颈短缩，符合右股骨颈陈旧性骨折。

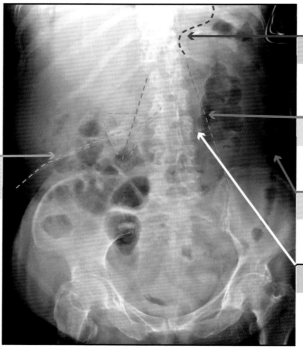

在 X 线透视引导下插入的胃造瘘管

血管钙化

腰大肌轮廓

肠壁水肿

脊柱侧弯

概要

本例 X 线片显示在 X 线透视引导下插入的胃造瘘管的位置合适。无气腹证据。部分肠壁水肿，无特异性，但可能与降结肠管腔萎陷有关。还显示双侧髋关节严重的退行性改变。

临床检查及处理

应采用 ABCDE 步骤救治患者。

应提供合适的镇痛和补液。

应急诊血液检查，包括全血细胞计数、尿素和电解质、肝功能检测、骨代谢指标物、C 反应蛋白、凝血功能、血培养，血气分析，并查血型和配血检查。

应使用广谱抗生素治疗，患者应禁食和开始静脉补液。

可考虑做腹部 / 盆腔增强 CT 扫描以进一步评估腹部，并应寻求外科介入。

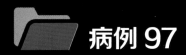

病例 97

一名 40 岁男性患者因腹痛加剧及在过去的 36h 内有 19 次腹泻和排黏液样便而到急诊科就诊。患者既往病史无特殊；无吸烟史。检查显示患者的血氧饱和度 96%，体温 39.1℃，心率 103 次 / 分，呼吸频率 23 次 / 分，血压 140/80mmHg。触诊腹部僵硬，有弥漫性压痛，肠鸣音正常。尿试纸检测未见异常。

需拍摄腹部 X 线片以评估可能肠梗阻。

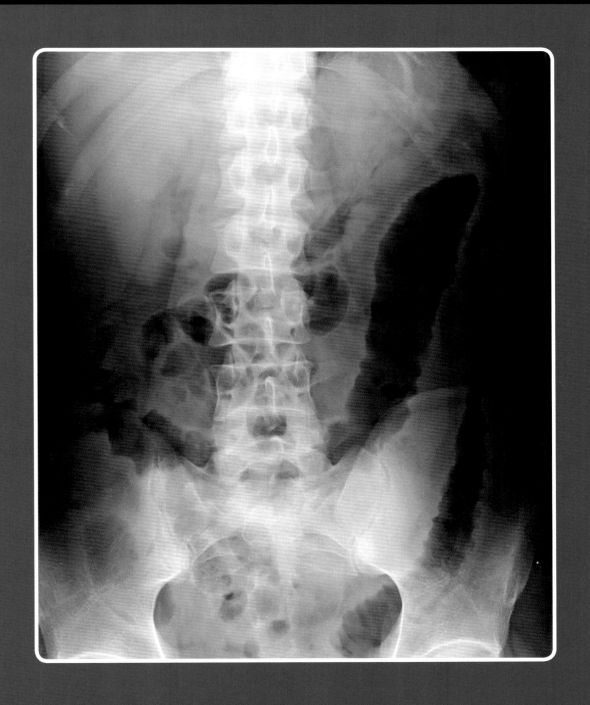

报告：结肠炎

患者 ID　匿名。
投照体位　前后仰卧位。
旋转　无旋转。
穿透性　合适（脊柱棘突可见）。
投照范围　不满意（耻骨、耻骨下支、髋关节及横膈未完全包括）。

肠腔气体类型
肠腔气体类型正常。

肠壁
在左上腹部及下腹部的横结肠和降结肠有肠壁增厚的证据，正常结肠袋皱襞消失和出现"拇指印征"，符合肠壁水肿。

无结肠及小肠肠壁间积气的证据。

气腹
无腹内游离气体的证据

实质脏器
实质器官轮廓正常，未见实质器官钙化。

血管
无异常血管钙化。

骨骼
成像中的胸椎、腰椎或骨盆未见异常。

软组织
两侧腰大肌轮廓可见。
腹壁软组织未见明显异常。

其他
未见X线致密异物影。
未见血管线、引流管及手术夹。

检查区
胆囊结石 / 肾结石：未见阳性结石。
肺底：未全部包括。
脊柱：正常。
股骨头：未见。

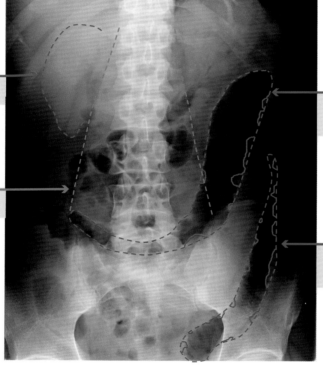

右肾轮廓

腰大肌轮廓

横结肠肠壁水肿伴结肠袋皱襞消失和"拇指印征"

降结肠肠壁水肿伴结肠袋皱襞消失和"拇指印征"

概要
　　本例X线片显示横结肠及降结肠肠壁水肿，正常结肠袋皱襞消失及出现"拇指印征"，符合结肠炎。根据临床病史，最有可能是感染性或炎症性的病变。

临床检查及处理
　　应采用ABCDE步骤救治患者。
　　应提供合适的镇痛和补液。

　　应急诊血液检查，包括全血细胞计数、尿素和电解质、肝功能检测、血沉、C反应蛋白、铁检测、叶酸检测、血气分析，血型和配血检查。应送检粪便标本。
　　应紧急转诊至胃肠病科团队，并应考虑做腹部 / 盆腔增强CT扫描，以便更好地观察解剖结构和评估并发症，如气腹和脓肿形成。
　　治疗方案将取决于进一步检查的结果以及患者的临床状态。

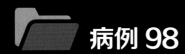

病例 98

　　一名刚出生 10 天的孕 28 周早产女婴，因出现剧烈腹胀和呕吐而被转至新生儿重症监护室。在患儿出生第 5 天因先天性巨结肠（Hirschsprung 病）行肠道手术。检查显示患儿的血氧饱和度 98%，体温 36.9℃，心率 170 次 / 分，呼吸频率 60 次 / 分。腹部明显膨隆，未闻及肠鸣音。

　　需急诊拍摄腹部 X 线片以评估可能的肠穿孔。

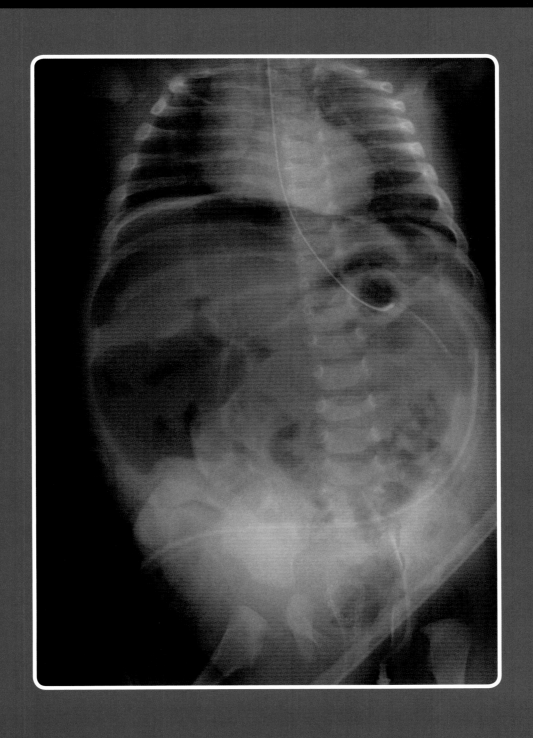

报告：儿童气腹

患者 ID 匿名。
投照体位 前后仰卧位。
旋转 由于患儿向右侧旋转，导致骨盆及闭孔表现不对称。
穿透性 合适（脊柱可见）。
投照范围 合适（向上可见前肋，向下可见耻骨下支）。

肠腔气体类型
肠腔气体类型正常。

肠壁
无结肠或小肠肠壁增厚或肠壁积气的证据。

气腹
有腹膜腔内游离气体的证据，符合气腹。膈肌下方可见游离气体。
可见 Rigler 征（双壁征），表示为肠壁的腔内侧及腹膜侧均有气体存在。可见镰状韧带征，符合腹膜腔内气体勾勒出肝镰状韧带轮廓。可见足球征，符合腹膜腔内存有大量

气体，从而勾勒出的整个腹膜腔轮廓。可见肝透亮征，符合肝脏前方有大量气体。

实质脏器
游离气体勾画出肝脏的轮廓。

血管
无异常血管钙化。

骨骼
由于患儿向右旋转，致脊柱偏向左侧。
由于骨化中心还未融合，股骨头及髋臼可见生长板（Y 形软骨），这是该年龄段儿童的正常表现。
椎骨之间可见软骨，也是该年龄段儿童的正常表现。

软组织
两侧腰大肌轮廓未见，并无特异性，特别在这个年龄段儿童。
腹壁软组织未见明显异常。

其他
一条鼻胃管在原位，其尖端位置合适，投影在左上腹部胃腔内。
一条 X 线致密线影穿过腹部，其尖端投影在左上腹部，可能为腹膜腔引流管。
在左半盆腔可见一条致密线影，符合股静脉插管，尖端位置合适，位于下腔静脉水平。
在直肠区域可见 X 线致密的外科缝线，符合先前因先天性巨结肠的肠道手术。

检查区
胆囊结石 / 肾结石：未见阳性结石。
肺底：正常。
脊柱：因患儿旋转脊柱偏向左侧。
椎体间有软骨和骶骨未融合，均是该年龄段儿童的正常表现。
股骨头：正常，生长板可见。

气腹的肝透亮征		膈下游离气体
		鼻胃管
气腹的镰状韧带征	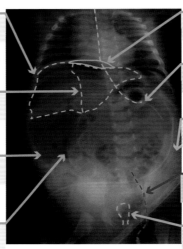	腹膜腔引流管
气腹的足球征		左侧股静脉插管
气腹的 Rigler 征		直肠区域外科缝线

概要
　　本例 X 线片显示大量的气腹。这可能超出了预期的手术术后表现的比例，提示可能有肠穿孔。鼻胃管、腹膜腔引流管、股静脉插管和外科缝线均为偶然的发现。

临床检查及处理
　　应采用 ABCDE 步骤救治患儿。
　　应提供合适的镇痛和补液。

　　应给予患儿使用第四代广谱抗生素治疗，并禁食及开始静脉补液。
　　鉴于可能穿孔和疾病的严重程度应考虑气管插管。
　　应急诊血液检查，包括全血细胞计数、尿素和电解质、C 反应蛋白、骨代谢指标物、肝功能检测、凝血功能、血培养、血气分析和交叉配血。
　　应紧急转诊至新生儿外科团队作评估。

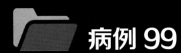

病例 99

　　一名 16 岁女性患者就诊胃肠病科门诊以做评估她的肠道蠕动功能情况。主要既往病史为慢性便秘；无吸烟史。检查显示患者的血氧饱和度 98%，体温 37.1℃，心率 75 次 / 分，呼吸频率 16 次 / 分，血压 110/65mmHg。触诊腹部柔软，无压痛，肠鸣音正常。尿试纸检测未见异常，妊娠试验阴性。已口服标记胶囊，但胶囊尚未通过或排泄。

　　需拍摄腹部 X 线片以评估胶囊标志物的位置。

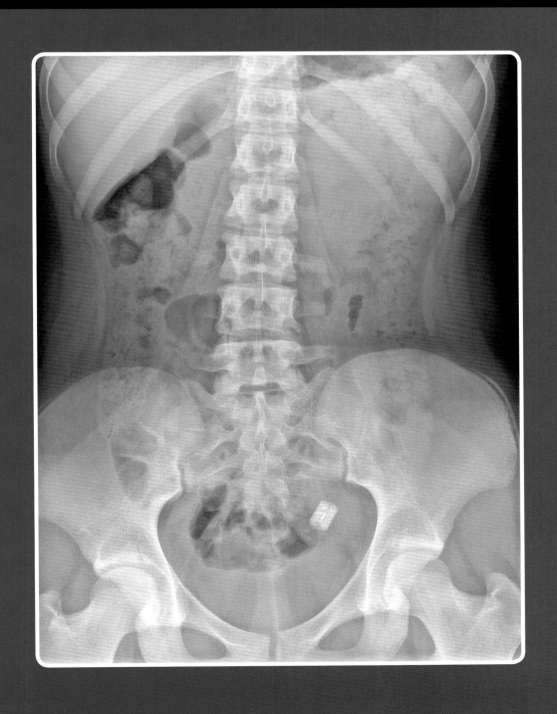

报告：标记胶囊

患者 ID 匿名。
投照体位 前后仰卧位。
旋转 无旋转。
穿透性 合适（棘突可见）。
投照范围 不满意（未包括耻骨下支）。

肠腔气体类型
肠腔内气体类型正常。
结肠内可见少量粪便残留。

肠壁
无结肠或小肠肠壁增厚或肠壁积气的证据。

气腹
无腹内游离气体的证据。

实质脏器
实质器官轮廓正常，未见实质器官钙化。

血管
无异常血管钙化。

骨骼
成像中的胸椎、腰椎或骨盆未见异常。
股骨头可见骨骺线，该处生长板已融合。两侧髂嵴骨突可见。这些是该年龄段的正常表现。

软组织
两侧腰大肌轮廓可见。
腹壁软组织未见明显异常。

其他
在左半骨盆区可见一个圆柱形 X 线致密影，符合标记胶囊，可能位于盆腔内的小肠或乙状结肠内。
未见血管线、引流管及手术夹。

检查区：
胆囊结石 / 肾结石：未见阳性结石。
肺底：未全部包括。
脊柱：正常。
股骨头：正常。

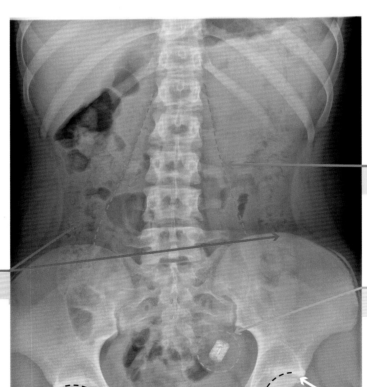

腰大肌轮廓

结肠内粪便残留

胶囊标志物

骨骺线

正常股骨头

概要
　　本例 X 线片显示结肠内少量粪便残留。在左半骨盆区的胶囊标志物可能在小肠或乙状结肠内。

临床检查及处理
　　应提醒患者注意胶囊标志物可能随粪便排泄，应及时发现，交由胃肠病科跟踪记录。

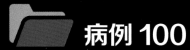

病例 100

一名 68 岁男性患者因腹膜炎性腹痛、腹胀加剧、恶心和胆汁性呕吐到急诊科就诊。超过 24h 无排气或排便。患者既往病史无特殊；无吸烟史。检查显示患者氧饱和度 90%，体温 37℃，心率 110 次 / 分，血压 125/77mmHg。腹部呈腹膜炎状改变，肠鸣音亢进。尿试纸检测未见异常。

需拍摄腹部平片以评估可能的肠梗阻。

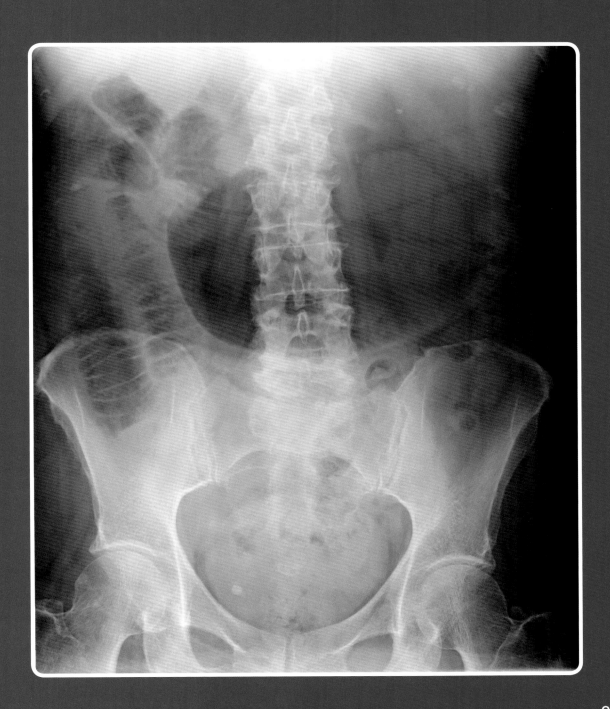

报告：盲肠扭转伴小肠梗阻

患者 ID　匿名。
投照体位　前后仰卧位。
旋转　无旋转。
穿透性　合适（棘突可见）。
投照范围　满意（向上可见前肋，向下可见耻骨下支）。

肠腔气体类型
左上腹部区可见一巨大含气肠襻，呈结肠袋状，符合盲肠扭转（而在右下腹部区未见正常位置的盲肠）。右上腹部区及右侧结肠旁沟可见多个扩张的肠襻和环状肠皱襞，符合小肠梗阻。盲肠位于左上腹区和小肠位于右侧结肠旁沟，提示有潜在的肠旋转不良可能。远端结肠及直肠腔内有粪便。

肠壁
无结肠或小肠肠壁增厚或壁间积气的证据。

气腹
无腹内游离气体的证据。

实质脏器
实质器官轮廓正常，未见实质器官钙化。

血管
无异常的血管钙化。

骨骼
成像中的胸椎、腰椎或骨盆未见异常。

软组织
两侧腰大肌轮廓可见。
腹壁软组织未见异常。

其他
未见 X 线致密异物影；未见血管线、引流管及手术夹。
在骨盆区可见一圆形 X 线致密，最有可能为静脉石。

检查区
胆囊结石 / 肾结石：未见阳性结石。
肺底：未全部包括。
脊柱：正常。
股骨头：正常。

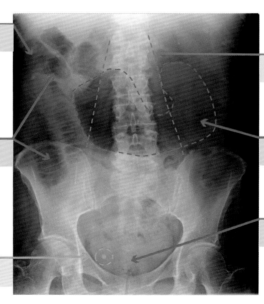

小肠向外侧移位

腰大肌轮廓

扩张小肠的环状肠皱襞

盲肠扭转

远端结肠和直肠腔内的粪便

静脉石

概要
　　本例 X 线片显示左上腹部区可见大量积气扩张的肠襻，符合盲肠扭转。右上腹部区及右侧结肠旁沟可见多个扩张的小肠肠襻，符合继发性小肠梗阻。这种盲肠位于左上腹部区和小肠位于右侧结肠旁沟的位置互换表现，提示有潜在的肠旋转不良可能。盆腔内静脉石为偶然的发现。

临床检查及处理
　　应采用 ABCDE 步骤救治患者。

　　应提供合适的镇痛和补液。
　　患者应禁食及插入鼻胃管作通畅的引流以降低小肠压力，应开始静脉输液。
　　应急诊血液检查，包括全血细胞计数、尿素和电解质、C 反应蛋白、肝功能检测、凝血功能、血气分析，并查血型和配血检查。
　　应紧急联系普外科团队，并应考虑做腹部 / 盆腔增强 CT 扫描，以便更好地清晰显示解剖和做进一步的评估。临床处理方式包括可通过内镜下减压或通过外科手术扭转复位和肠造口术。

（病例 76 ～ 100　谷　涛，译）

AAA	abdominal aortic aneurysm	腹主动脉瘤
ACE	Antegrade colonic enema	顺行性结肠灌洗术
AP supine	anteriorposterior supine	前后仰卧位
AXR	abdominal x ray	腹部 X 线片
BPM	beats per minute	次 / 分
CMV	cytomegalovirus	巨细胞病毒
COPD	chronic obstructive pulmonary disease	慢性阻塞性肺病
CRP	c-reactive protein	C 反应蛋白
CT scan	computerised tomography scan	计算机体层扫描
CXR	chest x ray	胸部 X 线片
EBV	ebstein-barr virus	EB 病毒
ECG	electrocardiogram	心电图
ED	emergency department	急诊科
ESR	erythrocyte sedimentation rate	红细胞沉降率
ET tube	endotracheal tube	气管内插管
FBC	full blood count	全血细胞计数
FISH	florescence in situ hybridisation	荧光原位杂交
GCS	Glasgow coma scale	Glasgow 昏迷量表
GP	general practitioner	全科医师
HR	heart rate	心率
IUCD	intrauterine contraceptive device	子宫内避孕器
IV	intravenous	静脉内
IVC	inferior vena cava	下腔静脉
LFT	liver function tests	肝功能检测
MDT	multidisciplinary team	多学科团队
MRI	magnetic resonance imaging	磁共振成像

NBM	nil by mouth	禁食
NG	Nasogastric	鼻胃管
NICU	neonatal intensive care unit	新生儿重症监护室
PCR	polymerase chain reaction	聚合酶链反应
PEG	percutaneous endoscopic gastrostomy	经皮内镜下胃造口术
PEG-J	percutaneous endoscopic transgastric jejunostomy	经皮内镜下经胃空肠造口术
PR	rectal exam	直肠检查
RIG	radiologically inserted gastrostomy tube	X 线引导下插入胃造瘘管
RR	respiratory rate	呼吸频率
SCBU	special care baby unit	婴儿特护室
SSRI	selective serotonin reuptake inhibitor	选择性 5- 羟色胺再摄取抑制药
TFT	thyroid function tests	甲状腺功能检测
U and E	urea and electrolytes	尿素和电解质
USS	ultrasound scan	超声扫描
VP	ventriculoperitoneal	脑室腹膜腔